心理師、関係者、当事者のための実践テキスト

発達障碍のある人と共に育ち合う

「あなた」と「私」の生涯発達と当事者の視点

編
大倉得史（京都大学人間・環境学研究科）
勝浦眞仁（桜花学園大学保育学部）

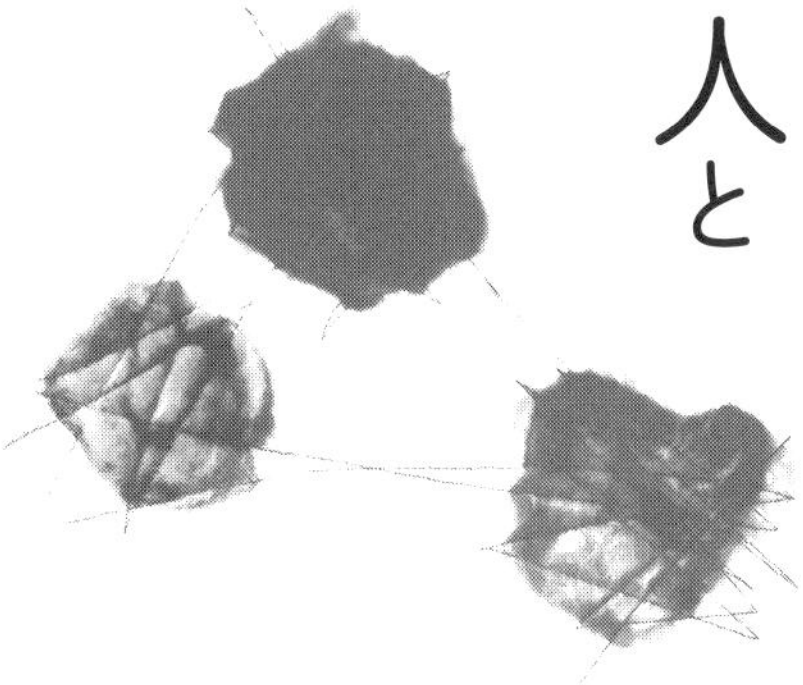

Kinpodo

■編　者

大倉　得史　　京都大学人間・環境学研究科

勝浦　眞仁　　桜花学園大学保育学部保育学科

■執筆者（五十音順）

青山　新吾　　ノートルダム清心女子大学人間生活学部児童学科

綾屋　紗月　　東京大学先端科学技術研究センター

市川奈緒子　　白梅学園大学子ども学部子ども学科

大倉　得史　　京都大学人間・環境学研究科

小柳津和博　　桜花学園大学保育学部保育学科

勝浦　眞仁　　桜花学園大学保育学部保育学科

和仁《かづに》　正子　　社会福祉法人蓮華会ひきえ子ども園

岸本　栄嗣　　京都芸術大学芸術学部芸術教養センター

毛利　眞紀　　創価大学教育学部教育学科

山本　智子　　近畿大学教職教育部

はじめに

本書は、発達障碍のある人への支援について考えるための実践テキストです。公認心理師や臨床発達心理士などの資格を持っている方々、保育・療育・教育の現場の方々、発達障碍の当事者や家族の方々など、いろいろな立場の方に読んでいただきたい内容になっています。

本書を貫いているのは、「専門家」が発達障碍のある人を一方向的に「支援」するという枠組みそのものを乗り越え、固有の人生を歩む「私」と「あなた」として、発達障碍のある人と共に生き、育ち合っていけるような関係を築くにはどうしたらよいのかという問いです。幼少期から成人期までのさまざまな現場で発達障碍のある人に関わってきた実践者・研究者が、たくさんのエピソードや事例を交えながら、この問いについて考えています。発達障碍のある人を一方的に「支援」が必要な対象とみなして、適応的な行動や感情コントロールの力を身に付けさせていこうとする従来の支援論とは一線を画す本になっていると思います。

さらに、最後の第十章では、発達障碍の当事者である綾屋紗月さんに、当事者の目から本書の議論がどのようなものとして映るか、吟味・検討していただいています。支援をする人が支援をされる人の声に真摯に耳を傾けていくことは、両者の間に人間的な交わりが生まれるための最初の出発点であり、本当の意味での支援を実現していくための必須条件です。そのことを単に理念的に謳うだけでなく、ささやかな形ではあれ、実際に本書で体現してみたいと考えました。

読者の方々には、ある種の「異文化」を生きる発達障碍のある人々から謙虚に学び、粘り強く関係を紡いでいこうとする実践者の姿や、そうした実践を通じてもなお（あるいは、そうした実践を通じてこそ）浮上してくる「私」と「あなた」が共に生きることの困難さなどを感じていただけたらと思います。あらゆる対人実践に言えることでしょうが、「こうしたら必ずうまくいく」という唯一のやり方があるわけではありません。むしろ、その困難さをまずは「私」と「あなた」で共に味わいつつ、何とか生活を紡いでいく、その中で「私」と「あなた」の協働が何らかの形で実を結ぶ結果として一筋の光が見えてくるというのが、事態が好転するときの基本的な筋道でしょう。本書には、そうした過程を実現していくためのヒントがたくさん詰まっていると考えています。

二〇二〇年八月　大倉得史

目次

第1章

発達障碍のある人と共に「育ち合う」関係へ

―関係発達障碍論―

大倉得史

1 本書の特徴と意義

二〇一七年九月に公認心理師法が施行されて以降、公認心理師を対象にした発達障碍支援のテキストが続々出版されています。それらを概観すると、アメリカ精神医学会のＤＳＭ－５などに基づいて「発達障害」の診断基準を確認し、その「特性」に配慮した支援プログラムなどを解説したものが多いようです。中には、幼児期から成人期までの各時期においてどのような問題が生じてくるのか、それに対してさまざまな立場の人々がどのような支援ネットワークを作り上げ、どのような「合理的配慮」をしていくべきかについて論じた、かなり包括的で目配りの行き届いたテキストもあります（大石・山崎、2019など）。

こうした専門的知識は、発達障碍支援に携わるすべての人にとって必要なものであり、時に実際の支援においても大きな有効性を発揮するものだと言えます。しかし、これらの知識だけを身につけておけば十分な支援が行えるのかというと、私見では必ずしもそうではありません。その理由は大きく三つあります。

第一に、一口に発達障碍と言っても、実際は一人一人の状態像や抱えている困難などはかなり違います。例えば、自閉スペクトラム症の診断基準は、その診断が適用されるすべての人に共通する二大特性（対人的・社会的コミュニケーションの困難、行動・興味の限局性やこだわり）から構成されていますが、日常生活におけるその特性の現れ方は実に多様です。他者のまなざしが過度に侵入的なものと感じられるのでしょうか、話し相手と目を合わせることができない人がいるかと思えば、こちらがドギマギしてしまうほどジッと目を見つめてくる人もいます。授業中にじっとしているのが耐え難い子どももいれば、ともかく勉強はよくできるという優等生もいます。日常生活の中で何らかの「生きづらさ」を抱えているようであり、よくよく考えてみると上記の二大特性がそれに関係していそうだということはあっても、支援者が実際にどんな工夫をして何を行うべきかというのはケースバイケースなのです。二大特性から導かれる一般的な支援論は、個別具体の場面で必ずしも役立つとは言えない側面があります。

第二に、それとも絡んで、発達障碍のある人の抱える困難は、そのすべてを特性に還元できるわけではないという問題があります。確かに発達障碍のある人には、独特の認知的特性や感覚過敏があることが指摘されており（大石・山崎、2019）、それが対人的コミュニケーションや社会的適応の難しさにつながっているという側面はあるのでしょうが、より重要なのは、そうしたコミュニケーションの不全や不適応が積み重なって、その人の「心」に自己否定的感情や他者への不信感が蓄積されていることが、しばしばあるということです。時に、特性そのものは比較的「軽い」にもかかわらず、周囲の人々や、学校や社会という環境の無理解に苦しみ、それが激しい「問題行動」につながっているという人もいます。こうした場合にまず必要なのは、その行動を「改善」するためのプログラムではなく、何よりもその人と周囲の人々との「関係性」が温かく、居心地のよいものとなり、その人の心が充実して自信・自己肯定感や他者への信頼感・安心感が育まれていくように働きかけることだと思われます。このような心を育むための関わりや関係性への支援は、実際にはあらゆるケースにおいてまず考えられなければならない第一原則だと思われますが、特性に焦点を当てた従来のテキストではこの点が必ずしも強調されてきませんでした。

第三に、発達障碍の特性についての専門的知識を持っていると、「この振る舞いはいかにもASD（自閉スペクトラム症）だ」、「ADHD（注意欠如・多動症）だ」といった形で診断的カテゴリーをラベリングすることで、その人をわかった気になってしまうという落とし穴に陥ることがあります。「計算が弱い」とか「運動が苦手だ」といったことだけで「その人自身」をわかったことにはならないのと同様に、診断を構成する諸特性はあくまで発達障碍のある人の「部分」や「表面」にすぎないはずなのに（Norbohm, 2005/2011）、なぜか専門家の中にはその諸特性を見て取ることだけで満足して、その人がどのようなことを感じているのか、何に喜び、どんなことをつらく思うのかといった、心のありように注意を向けない人がいます。そのような支援者は、発達障碍のある人にとって、自分の心（気持ち、思い、感じ方）を無視して、一方的に特性や能力の改善を求めてくるような「冷たい人」、「過酷な人」にもなりかねません。本来、対人支援の本質は、一人の人間としての「私」と「あなた」がどう向き合っていくかというその一点に集約されるはずですが、不思議なことに、その向き合い方やそこで生まれる心と心の交流のあり方について論じたテキストはあまり見かけないのが現状です。

以上のように、従来のテキストに記載されているような専門的知識だけでは、個別具体の現場で、一人一人異なるあり方をしている発達障碍のある人に対して、（「支援をする専門家」と「支援を受ける非専門家」(というよりは)同じ一人の人間として向き合いながら、その人の心が少しでも充実するようにいかに関わっていくべきか、そこにどんな難しさがあるのかという対人支援の具体的様相を思い描くことはできません。数多くのテキストが出版されている中で、本書を刊行するのは、まさにそうした「穴」を埋める必要があると考えたからです。

本書の各章では、幼児期から成人期までの各時期における具体的な事例(仮想事例を含む)やエピソードを交えながら、発達障碍という状況において「私」が「あなた」といかに向き合い、その心をどのように感じ、どのように関わっていったのか、「私」が「あなた」からどんな気づきを得たのかといったことが論じられています。もちろん、同じ人間は一人としていませんから、そこで展開されている支援をどのケースにも適用できるといった単純な議論はできないのですが、発達障碍のある人と一人の人間として向き合うとはどういうことなのか、発達障碍のある人がどんなことを感じながら、どんなふうに生きているのかといったことの「雰囲気」や「ニュアンス」は伝わるのではないかと思います。そのような「雰囲気」や「ニュアンス」を知っておくことは、専門的知識のみに基づいて発達障碍のある人をその特性面からのみ評価し、支援を組み立てるという落とし穴に陥らないために、非常に重要なことだと考えられます。

② 心（主体性）の育ちを捉えるための枠組み——関係発達論

前節で、従来のテキストと比較したときの本書の特徴と意義について簡単に議論しましたが、その根底にあるのは、発達心理学の領域で鯨岡峻（1999/2009/2016）が提唱している「関係発達論」という考え方です。次章以降で、より具体的な支援のあり方について見ていく前に、まず本章では、（障碍の有無にかかわらず）そもそも人間が育っていくとはどういうことなのか、発達障碍をどのように捉え、支援者としてどのようなスタンスで関わっていくべきかについて、関係発達論の考え方を概観しておきたいと思います。

従来の発達心理学は、主として「子どもが何歳のときに○○ができるようになる」といった能力の発達過程に焦点を当ててきました。しかし、先に述べたように、子どもが持つ個々の能力というのは、本来、あくまでその子どもの「部分」や「表面」にすぎません。能力の発達論のみでは、子どもの全体的な育ちの姿、言わばその子の「その子らしさ（個性）」や「人となり（人格性）」がどのように育まれていくのかは明らかにできません。これに対して、関係発達論は、従来の発達心理学がそのように一人の人間としての子どもの全体像を捉えることに失敗してきたことへの反省に立って、子どもの心の育ちに焦点を当てようとします。

ただし、一口に心と言っても、人間の心にはさまざまな側面があり、何をもって「心の育ち」とするのかは難しいところです。一人一人違った個性がありますから、心のありようも千差万別であってよいはずです。しかし、一つ間違いないのは、人間は、自分なりの個性を発揮できているという感覚と、周りの人とつながっているという感覚の両者が得られるときに初めて、生の充実を感じ、意欲的になることができるということです。関係発達論では、この両者の感覚がそろっている心の状態を「主体性」と呼び、この主体性の育ちこそが心の育ちの本質だと見ます。

より具体的には、主体性は二つの側面から成り立っています（鯨岡、2016）。一つは、他の誰とも異なる一個の「私」として、「私はこう思う」、「私はこうしたい」という自分なりの思いを持ち、それに意欲的に取り組んでいこうとする側面です。そのように気持ちが動く根底には、「自分はありのままの自分でいい」という根本的な自信・自己肯定感があります。これらを総称して、「私は私」の側面と呼びます。もう一つは、周囲の人たちと同じ人間として「気持ちを通わせたい」と思い、他の人を思いやろうとする側面です。そのように気持ちが動く根底には、「他者は自分にとって悪い存在ではない」、「きっとわかり合える」という他者への信頼感・安心感があります。すなわち、人間には「私は私たち」として生きたいという側面もあるわけです。

この「私は私」と「私は私たち」は、恐らく大昔から群れを成して生きてきたヒトという種に根源的に刻まれた二つの欲望だと考えられます。私たちの日常生活では、「自分はこうしたいけれど、あの人の気持ちを考えるとそれはできない……」というように、この二つの欲望はしばしば葛藤しますが[1]、私たちが充実感や幸せを感じながら生きるためには、そのどちらに傾きすぎることもなく（「私は私」に傾きすぎてわがままを貫き、孤立するでもなく、「私は私たち」に傾きすぎて周りにひたすら同調し、自分を見失うでもなく）、何とか両面に折り合いを付けていくしかありません。主体性とは、その人なりのこの折り合いの付け方を指す概念であり、これが備わり、二つの欲望がある程度満たされていることが、その人が幸せを感じられるための条件なのです。

図1は、「私は私」と「私は私たち」の両側面が、幼少期以来、どのように発展してくるかを示したものです。「私は私」の側面は、乳児期の「おっぱいがほしい」、「気持ちよくなりたい」といった欲求の表現や、幼児期の「自分でやりたい」、「自分なりの思いを主張

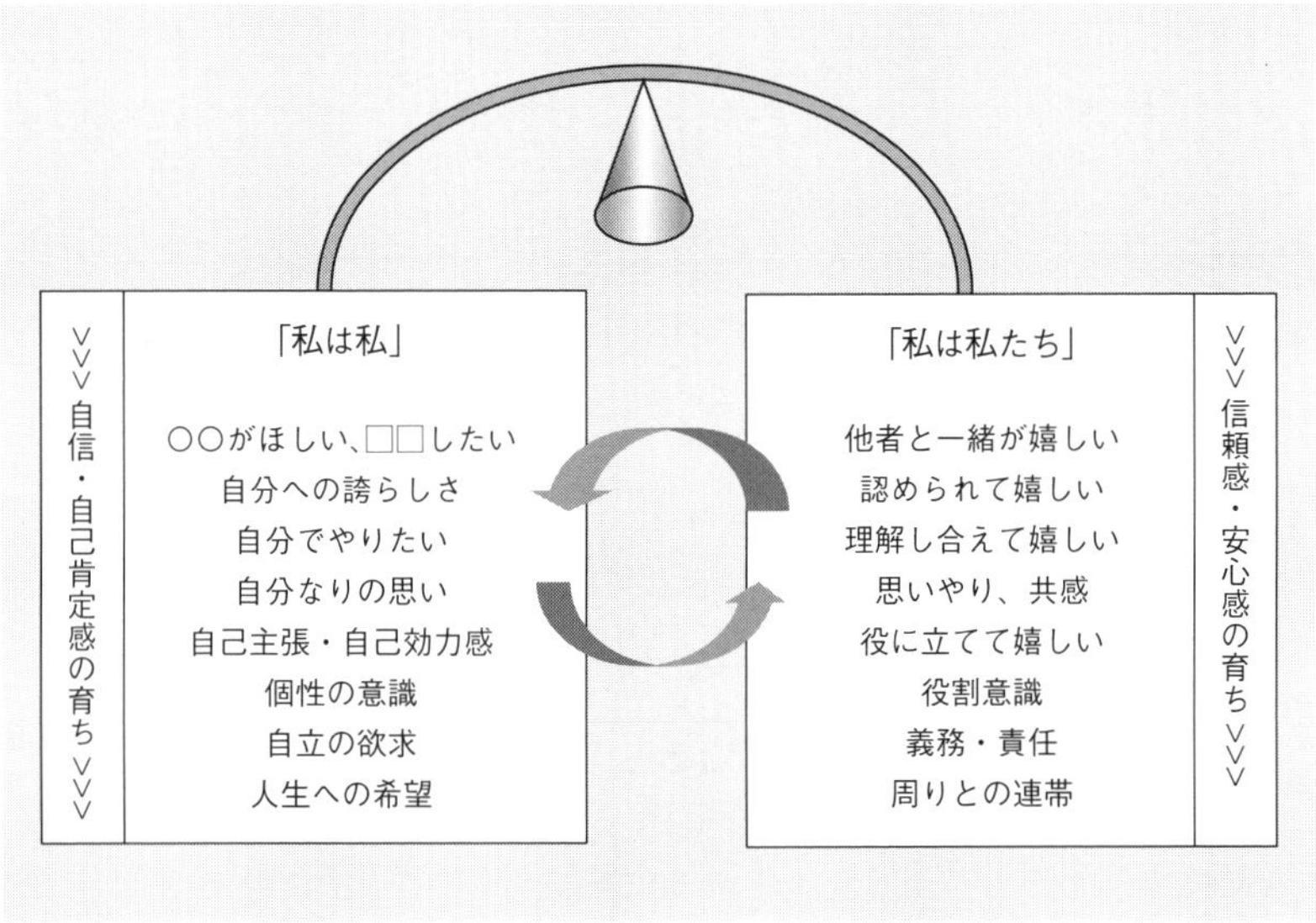

図1　主体性のやじろべえ

したい」という気持ちの動きから始まって、青年期の「自立の欲求」や個としての「人生への希望」などへと発展していきます。そして、それと呼応するように「私は私たち」の側面も、自分の世話をしてくれる養育者と「一緒が嬉しい」という感覚や、他者に「認めてもらって嬉しい」、「理解しあえて嬉しい」という気持ち、さらには青年期の「義務・責任」の感覚などとして育っていきます。どの時期においても、「私は私」の思いが実現するためには、それを理解し、認めてくれる他者の存在が不可欠であり、そういう意味で「私は私」と「私は私たち」は分かち難く絡み合いながら、より複雑で、成熟したものへと発展していくのです（恐らく、その成熟過程は生涯続いていく全人格的なものでしょう）。

ちなみに、**図1**をやじろべえとして表現したのは、時に葛藤する「私は私」と「私は私たち」のバランスをとるのが主体性であるという事情を表したかったからです。腕の短いやじろべえはすぐに倒れてしまいますが、腕の長いやじろべえは自然と自立します。それと同様に、「私は私」と「私は私たち」の感覚を豊かに育んでいくと、子どもは両者が葛藤する場面でも自然と自分なりの折り合いをつけられるような人間へと育っていきます。それを心の育ち（主体性の育ち）と捉え、子育てや支援の第一目標に据えようというのが、関係発達論の考え方です。

3 相互主体性
——養護的働きと教育的働きのバランス

今述べたように、「私は私」と「私は私たち」の両面が育ってくるためには、養育者・保育者・教師・支援者などの他者（大人）の存在が不可欠です。もちろん、ただ物理的に子どものそばに大人がいて、身の回りの世話をしていればよいという話ではなく、大人が適切な仕方で子どもに関わる中でこそ、子どもの内側から「私は私」と「私は私たち」の両面が芽生えてくるのです。それはどのような関わり方でしょうか。

第一に重要なのは、子どもの気持ちに寄り添い、それを受け止めていくような「養護的働き」です。子どもの「〇〇したい」という思いを感じて、それが実現するように支えたり、喜びや悲しみ、悔しさなどの感情を一緒になって味わったりと、大人が子どもの気持ちを間身体的・間主観的に感じ取り、[2]それを支え共有していくことで、子どもは「いつもこの人は自分のことをわかってくれる、支えてくれる」という信頼感や安心感を持つようになります。さらにそれが蓄積されると、自分の存在は愛に値するのだという根源的な自己肯定感や、何とかこの世界でやっていけそうだという自信や希望も生まれてきます（エリクソンの言う基本的信頼感：Erikson, 1959/2011）。つまり、一人一人の子どもに「私」の思いがあるということを尊重し、「あなたはこういう気持ちなんだね」とそれを受け止め、同じ「私たち」としてそれを共有していくことで、子どもの中に実際に「私は私」と「私は私たち」の両面が育ってくるのです。

ただし、それは、子どもの「〇〇したい」をすべて受け入れて、何でもかんでも好き放題にさせてあげることや、怒りや自暴自棄など負の感情に支配されている子どもを「あなたはそういう気持ちなんだね」と放っておくこととは違います。してはいけないことについては「やめてほしい」「、よりよい方法があることについては「もっとこうしてほしい」」、子どもの負の感情については「それを和らげたい」といった気持ちが、必ず大人の側に動くはずです。そのような気持ちが動いたときに、子どもにわかるようにそれを丁寧に伝えたり、負の感情が少しでも前を向くように調整したりすることもまた必要です。これが、子どもとの関わりにおける第二の重要な側面である「教育的働き」です。教育的働きの根底には、大人の側にも「私」の思いがある、それを丁寧に伝えていけば、きっと子どもも同じ「私たち」としてそこに歩み寄ってくれるに違いないという願いと信頼があります。

この養護的働きと教育的働きをバランスよく織り交ぜながら関わっていくというのは、つまり、子どもの「私」も、大人の「私」も、どちらも大事にしながら、粘り強く「私たち」として共にあることを探っていこうとすることです。このような関わりのあり方を、「相互主体性」（子どもと大人が相互に主体的であること）と呼びます。子どもの気持ちと大人の気持ち、あるいは大人の中に動く「子どもに対してこう言いたい」という思いと「子どものことを認めてあげたい」という思いは、しばしば葛藤しますが、養護的働きと教育的働きのバランスを意識しながら、子どもとの間に相互主体的な関係を築いていくと、やがてその関係性が子どもの中に沈殿していくようにして、子ども自身が「私は私」と「私は私たち」のバランスを自分なりのやり方でとれるようになっていくのです。

④「育てる者」と「育てられる者」との「育ち合い」

前節では、子どもの主体性を育むための関わりのあり方について議論しましたが、これはやや理想論的に過ぎたかもしれません。子どもと大人の間では、実際にはもっと複雑なさまざまな感情が入り乱れますし、このような関わりがよいということが頭でわかっていても、いざ子どもを目の前にするとどうしても違った対応をしてしまうということもしばしばあります。この問題について考えるためには、今、「育てる者」の側に回っている大人が、実は「育てられる者」でもあった(ある)ということに目を向けなければなりません。

図2は、親子三世代が絡み合いながら、育てるという営みが世代から世代へと受け継がれていく様子(育てる営みの世代間リサイクル)を示したものです。三本の線のうち真ん中の線に注目して

みましょう。一人の人間が誕生し、成長していき、やがて子どもを産み、親になります。親となった時点で線が一回転しているのは、いわば「自分中心」だった生活スタイルや態度が一八〇度転換し、「子ども中心」のそれへと変化する「コペルニクス的転回」が起こるからです。かつての「育てられる者」が「育てる者」となっていくというプロセスが繰り返されていくわけです。

　ここで重要なのは、「育てられる者」と「育てる者」は切り離され独立した存在ではなく、互いに重なり、映し合う関係（同一化を向け合う関係）にあるということです。例えば、親が我が子を愛おしく思ってかわいがったり、これは許せないと思って叱ったりするその仕方には、しばしばかつて自分の親（今や祖父母になった世代）

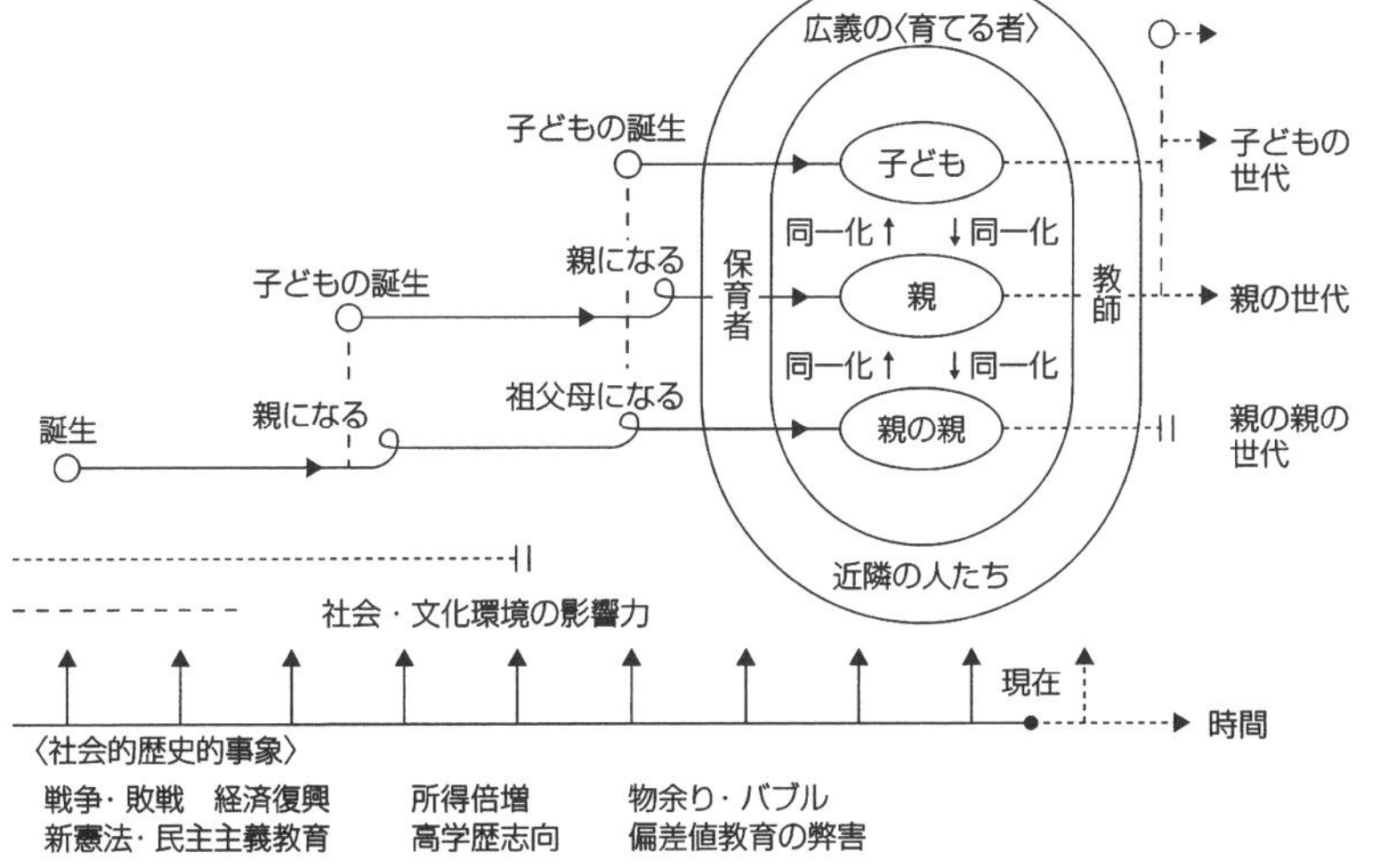

図２　育てる営みの世代間リサイクル
（鯨岡峻．関係の中で人は生きる「接面」の人間学に向けて．ミネルヴァ書房，2016，p.30）

から自分がそのようにされたという経験が影響しています。いわば親は目の前の我が子にかつての自分自身を重ね、「自分も幼い頃はこうだったな」と思って愛おしく思ったり、「自分はこうではなかった」と許せなく思ったりするのですが、実はそれはまさに自分の親が子どもの頃の自分に対して向けていたまなざしそのものであることが多々あります。つまり、「育てる者」となった親の中に、かつて「育てられる者」だった頃の自分自身や、かつての「育てる者」(祖父母の世代)のまなざしが深く息づいているのです。

同じことは子どもの側にも言えます。子どもは目の前の親に、将来の自分自身の姿を重ね、言動や考え方など多くのものを取り込んで育っていきます。また、それと同時に、親が自分に対して向けるまなざしの中に、自分が愛に値する存在であるのか、それとも疎ましがられるような存在であるのかを見て取り、それに基づいた自己イメージを形成していきます。「育てられる者」の中に、将来いかなる「育てる者」になっていくのかということの芽が、既にいろいろな形で植え付けられているのです。

親が我が子を愛おしいと思えば、子どもの側も自分の存在に自信を持ち、親に対して「好き」という感情に溢れた肯定的なまなざしを向け返すでしょう。その子どもの姿やまなざしに、今度は親の側が支えられ、「自分は親としてうまくやれている」、「これでよいのだ」という自信や、何としても子どもを守っていくという責任感を深めていくことができます。親は子育てを通じて、本当の意味での親になっていく(より成熟し、より「どっしり」としていく)、つまり「育てる者」は「育てられる者」から育てられているのでもあります。逆に、「育てる者」の中に、かつての「育てる者」から十分に愛されなかったとか、目の前の「育てられる者」から肯定的なまなざしをもらえないといった負の経験が蓄積されていくと、我が子の姿にも、親としての自分のありさまにも自信が持てず、ますます怒りや憎しみの感情が出やすくなってしまうといったこともあります。

こうした「育てる者」と「育てられる者」の絡み合いは、無意識の領域にもまたがるような深い次元で常に進行しています。あるいは、身体に刻まれた、「自然」に沸き起こる振る舞いや感情として、その人の人格性そのものを形作っていると言ってもよいかもしれません。子どもに対する深い愛情に裏支えされた、養護的働きと教育的働きのバランスのよい関わり方について、頭で理解していてもそれを実行するのが難しいのは、それがある意味では自分の意思で統制が効かない振る舞いや感情に関わるものだからです。思うようにはいかない子どもとの生活を何とかやり繰りしながら、時に自分自身で改善を試みたり、時に子どもの姿から教えられたりしながら、「育てる者」自身も日々育っていくことが必要なのです。子どもを育てるという営みにおいて、「育てる者」は一人の人間としてのありよう（人格性）を問われ、子どもによって育てられていく、あるいは子どもと共に「育ち合う」のだと言えるでしょう。

なお、図2では簡略化して親子三世代を三本の線で表していますが、実際には夫婦やきょうだいがいますので、より多くの線が交錯しながら、同時並行的にそれぞれの人の成熟過程が進んでいるということになります。さらに、「育てる者」は何も親だけに限るわけではなく、親戚や近隣の人々、保育者・教師・支援者などのさまざまな人たちが育てるという営みに関わり、これを支えています。そして、このような広義の「育て・支える者」たちそれぞれの成熟過程もまた、かっての「育て・支える者」や現在の「育て・支えられる者」との関係性を色濃く反映しながら、同時並行的に進んでいくのです。そういう意味で、子どもや家族を「育て・支える」という営みに携わるすべての人が、自らの一人の人間としてのありようを絶えず見つめ直し、子どもや家族と共に「育ち合う」姿勢を持つことが重要になると言えます。

5 関係発達論から見る発達障碍

関係発達論の考え方を踏まえると、発達障碍はどのように捉えられるのでしょうか。

先にも述べた通り、発達障碍のある人には独特の認知的特性や身体感覚があることが指摘されています。発達障碍当事者の綾屋は、従来よく指摘されてきた発達障碍の感覚過敏や感覚鈍麻は、いずれも「身体の内外から押し寄せる諸感覚を絞り込み、まとめあげることがゆっくりである」ということで説明が可能であると述べています（綾屋・熊谷, 2008）。例えば、「頭が重く、ふらふらする」、「胃のあたりがへこむ」、「無性にイライラする」といった身体内部の諸感覚を「お腹が空いたという空腹感」（という意味）としてまとめあげたり、それを「昼休み」、「かつおだしの匂い」といった外部の情報と結び付けて「食べたい」という行動意欲を立ち上げたりするのに、時間がかかるというのです。このような状態は、「本来なら空腹を感じてよい状況であるのに、訴えや行動がなく、ボーッとしている」かのように見えるため、「感覚鈍麻」と呼ばれることになります。一方、身体の内外から押し寄せる無秩序の情報（発達障碍のない人には瑣末なものも含む）をうまく整理できず、絞り込み、取捨選択したりすることができなくなってパニックになってしまうと、今度は「感覚過敏」と呼ばれるのです。このような当事者の体験感覚に基づいた発達障碍の捉え方は、私たちに新鮮な驚きと納得感をもたらしてくれるように思います。

同様のことは、やはり当事者であるニキ・藤家（2004）も述べており、トイレに行くタイミングが直前になるまでわかりにくい、雨が腕に当たると痛いといった例を挙げ、発達障碍のある人の体験世界の特異さは身体感覚の違いに由来することが多いのではないかと指摘しています。加えて、ニキ・藤家は、「自分の身体がどこからどこまでかわからなくなる」、「身体が突然なくなる」こともあり、身体の一つ一つの部位に注意を向けて、そこで得られる感覚を確認することで、身体を取り戻すワークがあるとも述べています。

さらに、有名なドナ・ウイリアムズは、発達障碍のある人は、自分のことを一人の人間であると感じ、すべての振る舞いが「自分から自分へ」のものとして感じられる「自分のみ、他者なし」の状態と、他者の感覚を受け取ることに心を奪われ、他者からの働きかけに「自分」として反応できなくなる「他者のみ、自分なし」の状態とを、しばしば揺れ動いているのではないかと指摘しています（Williams, 1998/2009）。

発達障碍のある人がこのような特異な身体感覚を持っているのだとすると、第3節で触れたような間身体的・間主観的コミュニケーションが難しくなるだろうということは容易に想像されます。間身体的・間主観的コミュニケーションのためには、相手との対面状況において生じる身体の諸感覚のうち、相手に由来する情報とそれ以外の情報とをふるい分けつつ（他者の身体と自分の身体の差異を確保しつつ）、相手に由来する情報を何らかの気持ちや意図の表現としてまとめあげる（他者の気持ちや意図を我が事のように感じる）という複雑な編集作業が必要だからです（村上、2008）。

間身体的・間主観的コミュニケーションは、私たちの対人的コミュニケーションの基礎を成すものであり、他者とつながれているという実感や円滑な言語的コミュニケーションもこの基礎の上に初めて可能になります。また、子どもの気持ちに寄り添い、受け止めていくという養護的働きや、大人の思いや願いを伝え返していくという教育的働きも、しばしば間身体的・間主観的コミュニケーションを介して行われます。これがうまくいかないとすると、子どもの中に「私は私でよいのだ」という自己肯定感や、「私は私たち」と共にあるのだという安心感も育まれにくくなることが考えられます。また、子どもを「育てる者」も、手応えある形で子どもの気持ちや意図がつかめず、不安で落ち着かない様子の子どもの姿に対して「うまく育てられていない」という自己否定的感情を募らせるかもしれません。「育てる者」と「育てられる者」とが相互主体的関係を築き、互いに「育ち合う」ような循環が生じにくくなるわけです。

注意しておかねばならないのは、こうしたコミュニケーション不全の「原因」を、発達障碍のある人の「障害特性」へと一方的に帰することはできないということです。コミュニケーションは二人以上の人間が協働して行うものであり、それがうまくいかない原因は両者のすれ違いにあります。今の文脈で言えば、発達障碍のある人とない人との間で、身体感覚やそれをまとめあげる編集機能に違いがあるようだということです。少し考えてみれば明らかなように、この身体感覚や編集機能そのものに優劣があるわけではありません。発達障碍のない人からすれば、発達障碍のある人は「瑣末な諸感覚に対して過敏で、編集作業が遅すぎる」という「特性」を持つように見えるかもしれませんが、発達障碍のある人からすれば、発達障碍のない人は「一つひとつ異なる微細な諸感覚を、あっさりと既存の言語的な意味に結び付けてしまういい加減さ」[3]という「特性」を持つ人なのかもしれません（実際、似たような「特性」を持つ発達障碍のある人同士では、間身体的・間主観的コミュニケーションが比較的容易であるケースもあるようです）。発達障碍（をめぐる問題）の中心にあるのは、こうした異なる「特性」を持つ者同士の「関係性の障碍」[4]なのです。

❻ 発達障碍という状況を構成する三側面

図3は、より包括的に、関係発達論の発達障碍観を図示したものです。関係発達論の立場から見ると、発達障碍とは「異なる認知・身体機能」と「社会の許容度の低さ」、そして「関係性の障碍」の三要素が絡み合って織りなされる「状況」として捉えられます[5]。

まず、今述べたように、発達障碍のある人とない人との間で「異なる認知・身体機能」がありますｍ。ただし、これ自体は障碍とは言えません。ものの見方や感じ方の異なる「異文化」の人に対して、その見方や感じ方を尊重し、そこから学びながら、お互いの見方や感じ方の折り合いを探り、共に生きていこうとするような粘り強い姿勢や懐の深さが、周囲の人たちや社会の側にあれば、発達障碍のある人の経験している困難もずいぶん軽減されると考えられます。しかし、現在の社会状況は必ずしもそうなっているとは言い難い側面があります。社会の多数派を構成する発達障碍のない人の「特性」に合わせた形で、社会の制度や設備、慣習などが作られており、そこに適応できないと、「コミュニケーションができない」、「集団行動ができない」、「ルールが理解できない」、「どうでもよいことにこだわる」などと問題視される風潮が残っています。発達障碍のない人と同様の振る舞い、見方・感じ方を求め、「特性」の「改善」を促すような働きかけが行われ、その「改善」が見られなければ教育や雇用の機会が十分保障されない

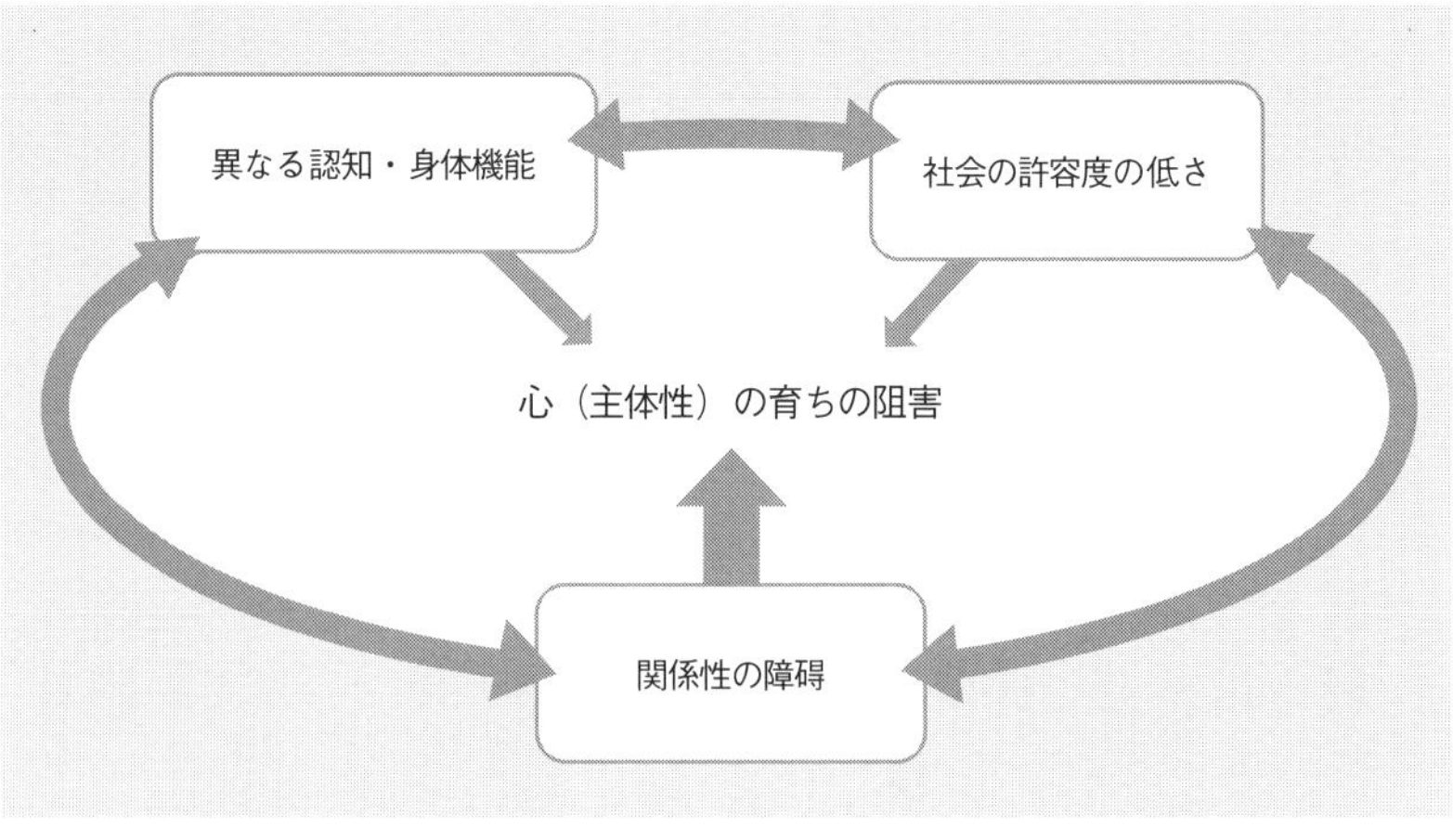

図3　発達障碍という「状況」

ということも多々あります。こうした「社会の許容度の低さ」（社会的包摂の未熟さ）が、発達障碍のある人を生きづらくさせている側面があります。

これと絡んだ形で、前節で述べた「関係性の障碍」も生じてきます。発達障碍のある人とそれを取り巻く周囲の人（「育てる者」）との間で、間身体的・間主観的コミュニケーションが難しくなりがちだということは既に指摘しましたが、それに加えて、発達障碍に対する「社会の許容度の低さ」を目の当たりにした「育てる者」が、何としても「特性」を「改善」させねばならないという構えを強くしてしまうケースが多いといったことも見逃せません。保育や教育の場で他の子と同じようにきちんと集団行動ができるようになってほしい、公共の場での奇異に映る言動やパニックを直したいというのは、「育てる者」としての自然な願いだと思いますが、なぜそのように願わざるを得ないかと考えると、そこに発達障碍の人に対する世間の「冷たいまなざし」や、周囲と同様の振る舞いをしなければ教育や雇用の機会も危うくなるような「世知辛さ」を感じるからでしょう。「育てる者」が「育てられる者」をそのような「問題行動」の塊として見てしまうと、そのあるがままの思いを受け止めていこうとする養護的働きが弱くなってしまい、それゆえますます間身体的・間主観的コミュニケーションが難しくなっていくという悪循環が生じるのです。「異なる認知・身体機能」および「社会の許容度の低さ」と絡み合いながら、「育てる者」と「育てられる者」との間で「関係性の障碍」が生じている状況において、何が起こるでしょうか。それは言うまでもなく、「育てられる者」の心（主体性）の育ちの阻害（自信・自己肯定感や信頼感・安心感の欠如）です。第2節で確認したように、主体性の育ちは人間が幸せを感じ、生き生きと暮らしていくための基盤を成す重要条件ですから、それが阻害されるということは、その人の不幸せに直結します。逆に、仮に「異なる認知・身体機能」と「社会の許容度の低さ」があることは否定できないにしても、「育てる者」をはじめとする周囲の人たちとの関係性が良好なものであれば、恐らく発達障碍のある人もいろいろな困難に耐えていけるし、人生の中で幸せを感じる場面も多くあると考えられます。そういう意味で、「関係性の障碍」は発達障碍をめぐる諸々の困難の中心にあるものだと言えるのです。

なお、付言しておくと、発達障碍のある人の中には、他者と交わることを拒んだり、一人でいるほうが安心できるという人がいます。他者からハグされることを嫌がる子どもや（Norbohm, 2005/2011）、機械で締め付けられることで安寧を得るという当事者（Grandin, 1986/1994）もいます。こうした例から、発達障碍のある人は、そもそも人との関係を求めないのではないかという見方をする人がいるかもしれませんが、それは違うと思われます。発達障碍のある人は、身体内外からの刺激に敏感で、それを何らかの意味としてまとめあげることが困難であるがゆえに、あまりに情報量の多い対人接触が苦手だというだけで、決して他者とのつながりや、それによってもたらされる安心感・信頼感それ自体を求めていないわけではないのです。発達障碍のある人のものの見方や感じ方を尊重し、理解して関わってくれる人との交流は、発達障碍のある人にとっても喜びとなるということは、さまざまな当事者が、信頼できる友人や仲間、パートナー、家族によって支えられ、励まされていることを見ても明らかだと思われます。

⑦「支援者─被支援者」関係から「育ち合う」関係へ

以上のような捉え方に基づくと、発達障碍に対する支援はどう考えられるべきでしょうか。

まず、すべてのケースについて第一に考えられなければならないことは、発達障碍のある人（「育てられる者」）と養育者をはじめとする周囲の人（「育てる者」）との間に「関係性の障碍」が生じている場合に、「育てる者」が少しでも「育てられる者」の気持ちを感じるゆとりを持てるように、日常生活の不安や困難を軽減すべく、精神面・生活面でサポートしていくことです。「育てる者」が「育てられる者」の振る舞いの意味がわからず、ただただ振り回されていると感じている場合には、少しの時間でも「育てられる者」を預かって見てくれたり、同じ悩みを抱える「育てる者」同士が集えたりする場があることは大きな支えになるでしょう。そして、負担感の軽減を図ったうえで、一緒に「育てられる者」の体験世界（例えば、どんなことが嫌で、どんなときにパニックになってしまうのかなど）を読み解く試みをしたり、「育てる者」があまりに「育てられる者」の「特性」の「改善」を目指すことに傾いている場合には、そうしたくなる心情にも耳を傾けつつ、発達障碍のない人たちが多数派を占める社会からの一方的要請を背負いすぎていないかどうか、一緒に点検してみたりすることも必要でしょう。もちろん、支援者自身が広義の「育て・支える者」として、「育て・支えられる者」と安心できる関係を築くことも重要になります。

第二に、「異なる認知・身体機能」への働きかけも、試みられてよいでしょう。もちろん、その働きかけが、発達障碍のない人の「特性」に合うように、発達障碍のある人の「特性」を強引に「改善」しようとするものではあってはなりませんし、まずは発達障碍のある人がどのようなものの見方、世界の感じ方をしているのかを理解しようとすることが支援者には求められます。ただ、そうやって発達障碍のある人の体験世界が一定程度理解できてくると、自然と彼我の体験世界のギャップを埋め合わせるための工夫も生み出されてきます。例えば、発達障碍のない人からしたら言わずもがなの簡単な暗黙のルールを知らないのだということがわかれば、それを言葉や絵でわかるように伝えるということもできますし、通常の抱き方は嫌なのだけれど、こういう抱き方なら安心できるようだという抱っこの仕方を発見できることもあるでしょう。[6] そうした工夫——発達障碍のある人とない人が双方ともに「歩み寄れる」ような工夫——によって、異なる二つの体験世界（異文化）の橋渡しをし、情緒的交流をしていくことは、心（主体性）の育ちを保障するために非常に重要なことだと思われます。

第三に、「社会の許容度の低さ」に対する働きかけも、忘れてはなりません。障碍のある人に対する合理的配慮の必要性が法的にも規定されるようになった昨今ですが、[7] 特に発達障碍という目に見えにくい障碍の場合、当事者がどのような困難を抱えており、どのようなニーズを持っているのかが、発達障碍のない人からはどうしても見えづらい側面があります。それに加えて、発達障碍のある人自身も、自分が何に困り、何に違和感を覚えているのかをうまく言語化できず、むしろ現在の社会状況が「当たり前」であり、自分は一方的にそこに適応していかなくてはならないという意識を持っている場合、なかなか自らの困難やニーズを表現するということにつながらなかったりします。そうしたときに、発達障碍のある人に日々関わっている支援者が、社会に対して障碍のある人の困難やニーズを発信したり、制度や設備上の整備・配慮の必要性とその具体的方法を伝えたりしていくことは、やはり非常に重要なことだと思われます。そういう意味で、環境調整やソーシャルワークはもちろんのこと、支援者による事例研究や社会的な運動・啓蒙活動なども、対人支援とは別に行われる余剰的活動などではなく、むしろ支援の大切な一側面だと言えます。

以上、「関係性の障碍」、「異なる認知・身体機能」、「社会の許容度の低さ」という三側面に対する支援のあり方について概説しましたが、いずれの支援においても重要なのは、支援者自身が発達障碍のある人と横並びになって、困難や苦労も多い日々の生活を何とかやりくりしながら、理解し、学び、支え合っていこうとする姿勢を持つことでしょう。「支援者」が、問題のある「特性」を持った「被支援者」に一方的に支援を与えるのではなく、「育て・支える者」が「育て・支えられる者」から「育て・支えられる」という両義的な関係、あるいは共に「育ち合う」ような相互的な関係を築こうとするところに、両者の心（主体性）がより成熟したものになっていくプロセスが動き出すのだと考えられます。

文献

綾屋紗月，熊谷晋一郎（2008）．発達障害当事者研究―ゆっくりていねいにつながりたい―．医学書院．

Erikson, E. H.（1959）．西平直，中島由恵（訳）（2011）．アイデンティティとライフサイクル．誠信書房．（*Identity and the Life Cycle*. International Universities Press）

Grandin, T.,& Scariano, M. M.（1986）．カニングハム久子（訳）（1994）．我、自閉症に生まれて．学習研究社．（*Emergence Labeled Autistic*. Arena Press）

鯨岡峻（1999）．関係発達論の構築．ミネルヴァ書房．

鯨岡峻（編）（2009）．最新保育講座15　障害児保育．ミネルヴァ書房．

鯨岡峻（2016）．関係の中で人は生きる．ミネルヴァ書房．

ニキ・リンコ，藤家寛子（2004）．自閉っ子、こういう風にできてます！．花風社．

Notbohm, E.（2005）．和歌山友子（訳）（2011）．自閉症の子があなたに知ってほしいこと．筑摩書房．（*The Things Every Child with Autism Wishes You Knew*. Future Horizons）

村上靖彦（2008）．自閉症の現象学．勁草書房．

大石幸二（監修），山崎晃史（編著）（2019）．公認心理師・臨床心理士のための発達障害論　インクルージョンを基盤とした理解と支援．学苑社．

Williams, D.（1998）．川手鷹彦（訳）（2009）．自閉症という体験　失われた感覚を持つ人びと．誠信書房．（*Autism and Sensing: The Unlost Instinct*. Jessica Kingsley Pub）

脚注

1関係発達論では、このような「Aを立てればBが立たず」という二律背反的な事態、あるいは「AであるとBでもある」といった二重性を持つ事態を「両義性」と呼びます。特に「私は私」と「私は私たち」の両義性は、根源的両義性と呼ばれています。

2私たちの身体には、相手の身体が「そこ」で感じていることを、「ここ」において我が事のように感じるという働き（間身体性）が備わっており、この働きを基礎に「相手の気持ちがよくわかる」という経験（間主観性）も生じます。子どもと大人とのあいだでは、どんな言葉をやりとりしたかという言語的コミュニケーション以上に、相手からどのような思いや気持ちが感じられたかという間身体的・間主観的な水準でのコミュニケーションが重要な意味を持ちます。

3ドナ・ウイリアムズ（Williams, 1998/2009）は、一切が平等で境がなく、私たちが万物と共にあった「自分なし、他者なし」の王国（感覚システム）から、非発達障碍者があっさりと抜け出し、言語的に物事を整理し（解釈システム）、「自分と他者を同時に感覚する」ことで競争やエゴイズムの世界へと参入していくことを、批判的に語っています。私見では、発達障碍のある人の報告する感覚世界は、ある種の「真実」を言い当てている可能性が高いと思いますし、だからこそ私たちにとってどこか魅力的なものとして映るのだと思います。

4本書のタイトルや本章で「障碍」という用語を用いているのは、発達障碍のある人とない人との関係性がうまくいかないこと（両者のコミュニケーションに「妨げ（碍げ）」があること）を問題の核と見る立場に立ったとき、「害」よりも「碍」の字のほうがよりふさわしいと考えるからです。ただし、次章以降はこの語をどのように表記するかについて、各執筆者の立場を尊重しています。

5すべての人の健康に関する問題を捉えるための普遍的な枠組みを提供しようとする世界保健機関の国際生活機能分類は、人間の生活機能と障碍を、「心身機能・身体構造」、「活動」、「参加」の三次元および「環境因子」などの因子から評価するところに特徴があります。ただし私見では、ここで言う「関係性の障碍」という観点は、必ずしも強調されているとは言えません。

6 テンプル・グランディンは、赤ん坊が触られることを多少嫌がっても、快適なタッチングに応じるように少しずつ「訓練」してやる必要がある、さもなければ人との情動的接触により発達する脳組織がより多くダメージを受けるだろう、と述べて、自身の開発した「締め付け機」をそうした「訓練」に使用する可能性に言及しています（Grandin, 1986/1994）。

7「障害を理由とする差別の解消の推進に関する法律（障害者差別解消法）」（平成二十五年制定、平成二十八年施行）において、行政機関や事業者に対する合理的配慮の義務規定が設けられています。

第2章

発達障碍支援のあり方を問い直す

勝浦眞仁

1 はじめに――私たちの根幹にある発達観・障碍観が問われている

発達障碍のある人たちを支えるうえでベースになるとされる、アセスメントおよび発達支援のあり方を本章では検討していくこととします。発達障碍支援において、深い理解が求められるところと言えるでしょう。

本書全体において、発達障碍は発達障害者支援法の第二条に示されている定義に基づくこととします。そこには、次に示す四つの重要な項があります。なお、「しょうがい」の表記ですが、本文中では基本的には「障碍」と記し、法律や公文書などにおいては、「障害」など原典に沿った表記にすることとします。

1　この法律において「発達障害」とは、自閉症、アスペルガー症候群その他の広汎性発達障害、学習障害、注意欠陥多動性障害その他これに類する脳機能の障害であってその症状が通常低年齢において発現するものとして政令で定めるものをいう。

2　この法律において「発達障害者」とは、発達障害がある者であって発達障害及び社会的障壁により日常生活又は社会生活に制限を受けるものをいい、「発達障害児」とは、発達障害者のうち十八歳未満のものをいう。
3　この法律において「社会的障壁」とは、発達障害がある者にとって日常生活又は社会生活を営む上で障壁となるような社会における事物、制度、慣行、観念その他一切のものをいう。
4　この法律において「発達支援」とは、発達障害者に対し、その心理機能の適正な発達を支援し、及び円滑な社会生活を促進するため行う個々の発達障害者の特性に対応した医療的、福祉的及び教育的援助をいう。

この発達障害者支援法は、二〇〇五年に施行されました。二〇二〇年の現在において、十五年の歳月が経ったことになります。この間にも、発達障碍の定義や対象となる範囲は大きく変遷してきました。

まず、米国精神医学会の精神疾患の診断と統計マニュアルが第五版（DSM−5）に改訂されたとともに、WHOによる国際疾病分類も二〇一八年に改訂され、ICD11となりました。DSMとICDは基本的には統一された診断分類をしていく方向性が示されています（黒木、2018）。例えば、アスペルガー症候群の名称は使われなくなり、自閉スペクトラム症となったことや、知的障碍も発達障碍（神経発達症）の一つとなったことが挙げられます。ICD11の邦訳が発表されれば、発達障害者支援法の定義自体も改正されることとなるでしょう。

また、二〇一六年の改正において、三項の「社会的障壁」が付け加えられました。発達障碍児・

者に生得的にある脳や身体機能の不全のみを障碍とするのではなく、その人が生活を送るうえで差し障りとなる環境や社会のあり方にも障碍があると考えられるようになりました。障害者権利条約の批准に向けた、障害者基本法などの一連の法律改正においても、「社会的障壁」という観点が重視されてきました。

このように時代によって、発達障碍の包含する範囲や定義・考え方そのものが変わってくることが、発達障碍研究の一つの特徴と言えます。発達障碍の診断自体がこれまでさまざまに変遷してきたとともに、アセスメントや発達支援の方法も実にさまざまな形で行われてきました（木谷、2019; 黒田、2016など）。逆に言えば、決定打となる発達障碍の診断やアセスメント、発達支援は今のところないとも言えます（吉川、2019; Höfer, et al, 2017）。この背景には、発達障碍があるとされる人たちの見せる姿が実に多様であることが言われており、昨今、神経多様性（ニューロダイバーシティ）の考えが広がりつつあります（Silberman, 2015; 正高、2019）。

こういった発達障碍の考え方の流行りや廃りに筆者自身流されてしまいがちになるときがあります。もちろん、新しい考え方を貪欲に取り入れていくことは、心理師に常に求められていることでしょう。ただ、私たちが発達障碍のある人と関わるときの軸はどこにあるのかを問うことを忘れてはならないと考えています。つまり、私たち一人一人はどのような発達観・障碍観を持って、発達障碍のある人たちと向かい合っているのかということです。支援者間の連携にも関わってくるところであり、発達障碍の臨床の場では、私たちの根幹にある人間理解が問われることが多くあるように思います。

発達支援においても、先に示した発達障害者支援法の第二条第四項に「適正な発達」という文言がありますが、ニューロダイバーシティならではの発達が見出されつつある現状において、何をもって適正と言えるのでしょうか。確かに、同項における発達障碍の特性に対応した援助を知っておくことは必要ではあり、心理師としての専門性が問われるところではあります。しかしながら、特性とされるところばかりに目を向けていては、発達障碍自体の理解は深まったとしても、その特性をもって生活し、生きていこうとする、その人の心性に対する理解がなかなか進んでいかないということになりかねません（勝浦、2016）。

そこで、筆者が体験したあるエピソードを紹介し、自身の発達観や障碍観を考えていくうえで必要となる視点を提示することで、発達障碍支援のあり方を問い直していくこととします。なお、紹介するエピソードで、筆者自身の体験をできるだけ忠実に描きますが、プライバシーの保護の観点から、多くの事例に見られる姿を重ね合わせるなど、若干の修正および設定の変更を入れています。また、第2節においては、筆者を「私」と記述し、その場の臨場感を読み手に伝えることを心がけました。

② 三歳児健診での対照的な二人の子ども

ここで紹介するエピソードは、私の娘が三歳児健診を受けたときの体験です。私は保育者養成の大学に勤務しており、学生に健診のことを授業で伝えることもありました。三歳児健診は、自閉症などの発達障碍のスクリーニングにおいて重要とされています（稲田、2016）。しかし、実際に三歳児健診の場がどのように動いていくのかを経験したことはありませんでした。私にとっては親としてだけでなく、研究者の立場からも興味のある場で、不安よりも楽しみの気持ちのほうが強くありました。

三歳になったばかりの娘は、マイペースな印象のある子で、パズルなど興味のあることに没頭したり、ごっこ遊びを一人でやるときには、自身の想像の世界を豊かに広げたりして遊ぶ姿が家の中ではありました。一方で、遊んでいたおもちゃを片付けることを嫌がったり、自分の決めた順番が邪魔されるとぐずることもあったりして、こちらが粘り強く付き合うこともありました。家の外では大人しく過ごすことが多くありましたが、二歳のときに弟が生まれたこともあって、イヤイヤ期と赤ちゃん返りが一緒にやってきた時期もありました。三歳児健診では、きっと普段の通り、猫を被ったような姿を娘は見せるのだろうと予想していましたが、機嫌が悪くなると、健診自体を嫌がるかもしれないと思っていました。

このときの三歳児健診において、一番緊張していたのは妻であったように思います。健診前の一か月間、健診に向けた練習をさまざまにしていました。例えば、娘が名前を聞かれたときに、フルネームで言うことができるようになる練習や、絵本を読む中でゾウやキリンの絵を指差して、動物の名前を答えることができるようにしていました。また知り合いなどに、三歳児健診で何を聞かれたのかを尋ねるなど、健診の情報を仕入れようとしていました。健診に向けては、やや過剰な準備と受け止められる方もいるかもしれません。ただその背景には、娘が乳児だったときになかなか体重が増えず、毎月のように保健所に通っていたことがあります。妻と娘のやりとりでは目と目が合い、円滑なコミュニケーションが営まれているように私には思われても、数字として目に見える形で体重が増えていなければ、発達が不良であるという評価を受けていました。授乳教室に行ったり、ミルクや離乳食の量を増やしたりして、何とか成長曲線の軌道に乗せようと、さまざまに妻は苦労をしていました。このような経験から、第三者から発達を評価されるということは、妻にとってどこか緊張感のあることで、三歳児健診に対してもプレッシャーを感じていたのではないかと思います。

こういった家族の状況の中で、私たちは三歳児健診の会場に向かいました。受付を済ませるために、妻を先に車から降ろしました。車を停めた後に、私は娘と一緒に手をつないで、健診の待合所になっている会場のロビーに行くと、妻が娘と同じ月齢くらいの男の子と何かしら話をしていました。

エピソード 娘と対照的な姿を見せる子どもとの出会い

男の子は、両手を少しばかり上げ、爪を立てるように指を曲げた状態で、「にゃー」と妻に笑顔で叫んでいました。どうやら猫になりきって、妻を驚かせようとしているようでした。それに妻も笑顔で応じて「にゃー」と返しながら、問診票を書き始めようとしていました。どういうきっかけかはわかりませんが、猫ごっこが始まっていたようでした。

私と娘がやってきたのを見た男の子は、「にゃー」とこちらにも猫の素振りをして、話しかけてきました。娘は戸惑ってしまったのでしょうか、その場で立ち尽くしてしまいました。娘の戸惑いをほぐそうと思い、私は「こんにちは」と男の子に声をかけ、「猫さんだね」と娘に声をかけてみました。娘は頷いたものの、硬い表情のまま、男の子のほうを見つめていました。男の子からすると、私たちの反応はいまひとつだったのかもしれません。近くに座っていた男の子の母親のほうへ行きました。母親は問診票を書いていましたが、戻ってきた男の子を見て、微笑みかけていました。娘と私も妻のところで座り、健診の開始を待つことにしました。

健診の開始を待っている間、ロビーの中を所狭しと男の子は動き回っていました。猫ごっこの続きをしていたのでしょうか。床に寝転がって、身体をゴロゴロと左右に揺れ動かしたり、近くにあったソファに転がったりもしていました。途中、健診の係の方が男の子に絵本を渡していました。男の子は二、三ページめくっていましたがすぐに閉じ、本をその場で放っていました。男の子からすれば、時間を持て余していたのかもしれませんし、初めての場所に少し落ち着かなかったのかもしれません。母親は男の子に特に注意をすることもなく、穏やかに見守っている様子でした。健診の待合所にいるのは、男の子と母親、私たちの家族と健診の係の方だけでしたので、私はそこまで気にしていませんでした。

一方で娘のほうは、緊張気味に座っていました。健診の係の方が娘にも絵本を渡そうとしてくれました。受け取るために、座っていた椅子から降りようとしたのですが、足が絡み合ってしまい、椅子から落ちてしまいました。妻は「大丈夫？」と笑いながら娘に声をかけていました。娘は頷いていましたが、硬い表情のままでした。娘も初めての場所に緊張していたのかもしれませんし、これから何があるのだろうと不安な気持ちもあったのかもしれません。そういった間に健診の開始時間となり、まず、男の子と母親が発達検査をする和室に向かいました。その後、私たちの家族も呼ばれました。和室では、私たちの家族と斜め向かいのところに、男の子と母親が座って、検査を始めようとしていました。私たちも指定されたところに座りました。

保健師が「こんにちは」と言って、娘にあいさつをしました。娘は保健師の方をじっと見つめていました。妻は娘のほうをちらっと見ながら「こんにちは」とあいさつを返すと、これまで緊張していた娘は大きく頷いて「こんにちは」と小声ですが答えました。「お名前は」と保健師に尋ねられると、「かつうらこっちゃんです」と答えました。自身のことを「ちゃん」付けで話す姿に、保健師も含めて、私たちは思わず笑ってしまいました。娘も周りが笑ってくれたことが嬉しかったのか笑顔になり、幾分か緊張がほぐれたようでした。

その後、「何歳ですか」や「（会場まで）どうやって来たの」と尋ねられたり、言葉のテストの検査本をもとに名称を聞かれたりなど、いろいろと言葉でのやりとりをしていきました。娘のコミュニケーションの力が見られているように感じていました。あるページでは、「この中で空を飛ぶのはどれかな」と保健師から尋ねられたので、娘はそのページにある動物を見廻して、ハトを指さしました。保健師は「そうだね。よくわかったね」と言った後に、「この動物のお名前わかる？」と娘に尋ねました。娘はこれまでハトを実際に見たことがなかったので、さすがにわからないんじゃないか、娘はどう答えるのだろうと私は思い、やや緊張しながら、注目していました。妻もやや驚いていたようで、私のほうに目線を送り、笑みを浮かべていました。娘は少しの間、絵を見つめて黙ってしまいました。そして、助けを求めるように妻のほうを見ました。妻が「何だろうね」と問いかけてみると、「トリ？」とやや声を上ずらせ、首をかしげながら不安そうに答えました。すると、保健師は「そう、鳥だね。ハトって言うんだよ」と応じていました。

そのとき、私の後ろで〝ドンッ〟、〝ドンッ〟と耳に響くほどの大きな音がしました。振り返ってみると、先ほどの男の子が、部屋の入り口にあるふすまを開けたり閉めたりして、ふすまを柱に何度もぶつけていました。大きな音がするのを楽しんでいる様子で、「ドーン」と男の子は声も出していました。実は娘が検査をしている間、男の子が和室をウロウロとしている姿が、私の視野にずっと入っていました。それまで検査に取り組んでいる様子はほとんど見られませんでした。私は娘の検査を見守りながら、男の子の様子が気になって仕方ありませんでした。それは、娘の検査中だからできれば静かにしてほしいという親としての気持ちも多少ありましたが、こういうとき、保健師や保護者はどう対応するのだろうという興味もありました。また、検査中と思われる男の子に声をかけてもよいものかどうかという、私自身の戸惑いもありました。

男の子が最初座っていたほうを見てみると、保健師と母親が話をしていました。深刻に話し込んでいるという様子ではなく、時にはお互いに笑顔を見せながら話していました。健診の場ですので、普段の子育ての様子など尋ねたりしていたのでしょうか。母親は穏やかに男の子を見守りながら答えていましたが、検査の場所まで無理に戻そうとしているわけではありませんでした。きっといつも通りの男の子の様子なのだろうと思われました。

その後、男の子はふすまの開け閉めに飽きたのか、音を鳴らすのをやめると隣の和室へ駆け足で向かい、私の視界からは見えなくなってしまいました。

そうこうしている間に娘の検査も終わり、保健師の方から子育ての困り事を尋ねられました。妻はトイレットトレーニングのことを尋ね、私は特にありませんと答えました。そして、次の身体測定や歯科検診に行くように保健師から指示を受け、発達検査を終えることになりました。私たちが和室から出ようとする頃に、保健師と母親に呼ばれて、男の子は検査を受ける場所に戻っていきました。その姿を見届けて、私たちは和室を後にしました。

三歳児健診の場において、私の娘と、その場にたまたま居合わせた男の子の姿が対照的であったことから、私にとっては印象深く残った体験となりました。ここから議論していきたいのは、男の子に多動傾向のあることを読み取ったとか、私の娘が保健師にまずまずの応答をしてくれてホッとした親の気持ちがあった、といった表面的なことではありません。そもそも健診という場は、日常的な場ではなく、そこで見せる姿がその子のありのままとは限らないということに注意しなくてはなりません。その日の子どもの機嫌や調子、会場の環境なども影響してくることでしょう。実際、私の娘はお腹が空いてしまうと落ち着きがなくなってしまい、家のリビングをずっと走り回ったり、おもちゃを投げたりしてしまうことのほうが日常で、私や妻に叱られて、泣いてしまうことの繰り返しです。また、健診の場で初めて出会った男の子でしたが、妻と猫ごっこをしていたときには、人に対して親しみが持てる子で、面白い子だなと感じたのが私の第一印象でした。場所が変われば、男の子がその子らしく過ごせることはあるのだろうと思います。また、男の子の母親の様子からは、子育てに対する負担を過度に感じているようには見えませんでした。

しかし、健診という場では、発達をスクリーニングするという視点から、対象児の行動を細かく観察することが保健師に求められているところです（平岩，2015）。その視点からすれば、男の子は多動傾向があると見なされても致し方ない面があります。そして健診をきっかけに、さまざまな発達障碍支援が展開されていくことは往々にしてあることかと思います。それは保育や教育の場での教育相談などでも同様で、心理師が専門家やスクールカウンセラーの立場から、支援を必要とする子どもの行動観察をし、集団生活の中で馴染めていないとか、発達の遅れや障害特性といったものを見抜いていくことが求められています。支援者は対象となる子どもの行動観察を通して、その状態を「見立て」ることが求められているのであって、家族をはじめとする親しい人たちのように、その子のありのままの姿を見ていこうとしているわけではありません。また、その「見立て」に基づいて医師につなげることにより発達障碍の診断が出たり、発達支援センターでの発達検査や心理検査につなげることで、その子の認知能力や発達特性の強みや弱みを数値化することができたりします。さらに、療育など多職種による連携へとつなげていくこともあります。いわゆる、早期発見・早期対応が現在の発達障碍支援において重要視されているところです（田中、2019; 木曾、2020; 齋藤・吉田・高柳ら、2016など）。

ただ、「見立て」はあくまで支援者の視点であり、発達および障碍のアセスメントの観点から、出会った子どものある一面を切り取った結果にすぎません。「見立て」およびアセスメントには、その子の特徴を示す大事な情報が含まれていることも確かですが、それがその子のすべてではないことを私たちは肝に銘じておく必要があるのです。

実際、今回紹介したエピソードでの体験を通して、私自身の中に、三つの視点が渦巻きながら、時を過ごしていたことに気づきました。それは、ここまで述べてきた①支援者の視点に加えて、②本人（当事者）の視点、さらに③身近な周囲（家族など）の視点です。それぞれの立場によって見えてくるものは違ってくるように思います。②の視点から考えると、男の子や私の娘にとって、健診がどのように感じられていたのかに関心が向かいます。エピソードを振り返ると、私の娘の場合、保健師からハトを尋ねられて戸惑っていたときに、わからない不安な気持ちを妻に委ねながらも答えようとするところが、周囲の期待をどこかで感じ取って、この場で尋ねられたことに対して何とか答えようとしている姿に思われました。また、男の子がふすまを開け閉めしている場面では、音の大きさを楽しんでいるように、その場の私には感じられましたが、振り返ってそこが健診の場であることを考えると、一体ここで何をしているのかわからず、気持ちの持って行き場がなく、気持ちを発散するためにふすまの開け閉めをしていたのかもしれないとも思われました。私も含めて、その場で共に過ごしていた人に感じ取られた、本人（当事者）の視点を検討することは、発達障碍支援において本来は重視されるべきものと考えられます。

また、今回のエピソードでは、私が親という立場ゆえに、③の視点が意識されることになったのかもしれません。保健師とやりとりをする娘の姿に、時には笑い、時には緊張し、一喜一憂しながら娘を見る視点が、私だけでなく妻にもあったようでした。生育歴という言葉でまとめられがちですが、娘が乳児のときに体重の面で苦労していた経験が妻にはあり、これまで両者の間に積み重ねられてきた関係の歴史があります。それゆえ、発達で評価されることに対する緊張感があったのでした。また、男の子と母親の間にも関係の歴史があったので、多動と見るよりも元気に動き回っていると受け止めて、穏やかに見守っていた面があったのかもしれません。

②の本人（当事者）の視点と、③の身近な周囲（家族など）の視点は、発達障碍のある・なしに関係なく、どの子どもの子育てにおいても生じてくると言えるでしょう。ただ発達障碍支援においては、①の視点が重視される一方、②と③の視点がおろそかになりがちな傾向があります。本人（当事者）の感じているところを共に分かち合おうとする人たちの存在や、家族などが積み重ねてきた関係の歴史を見逃してしまっては、発達障碍のある「あなた」とその身近な他者である「私」とが生きている実際のありように近づけていけないのではないでしょうか。

第３節では、これまでの発達障碍支援の概要を示すとともに、発達障碍のある「あなた」と関わる「私」との関係性において、どういった面がすくい取れていなかったのかという観点から、発達障碍支援を批判的に検討していくことにします。

③これまでの発達障碍支援の批判的検討

発達障碍は身体障碍などとは違い、外からはわかりにくい障碍とされます。しかし、ここまで述べてきた支援者の視点、つまりスクリーニングや「見立て」といった視点から、アセスメントをした経験のある方であれば、インテーク面接などその出会いの中で、発達障碍らしい感じを把握している場合は多くあるのではないでしょうか。ただそれはあくまで「感じ」であって、エビデンスがあるものでもありませんし、診断をするのは医師の役割です。そこで、支援者が把握したところを明確にするため、発達障碍を対象としたさまざまなアセスメントツールがあると考えられます。

代表的なアセスメントツールについて、山崎（2019）や滝吉・名古屋（2015）を参照し、一覧の表にしました。なお**表1**において、〇歳から六歳までを乳幼児期、六歳から十八歳を児童・青年期、十八歳以上を成人期としています。

表1　発達障碍のアセスメントツール

発達段階	自閉症	ADHD・LD	知的障碍・発達の遅れ
乳幼児期 （〇～六歳）	PARS CARS ADOS（一歳六か月から） PEP-3　心理教育プロフィール （二歳から） M-CHAT		田中ビネー知能検査V （二歳から） 新版K式発達検査2001 WISC-Ⅳ KABC-Ⅱ 遠城寺式発達検査 KIDS乳幼児発達スケール
児童・青年期 （六～十八歳）	PARS CARS ADOS PEP-3　心理教育プロフィール （七歳六か月まで） AQ　自閉症スペクトラム指数 （十六歳から）	Conners3 ADHD-RS （十五歳まで） LDI-R	田中ビネー知能検査V 新版K式発達検査2001 WISC-Ⅳ（十六歳十一か月まで） WAIS-Ⅳ（十六歳から） KABC-Ⅱ（十八歳十一か月まで）
成人期 （十八歳以上）	PARS CARS ADOS AQ　自閉症スペクトラム指数	CAARS	田中ビネー知能検査V WISC-Ⅳ（九十歳まで）

（大石幸二（監修），山崎晃史（編著）（2019）．公認心理師・臨床心理士のための発達障害論　インクルージョンを基盤とした理解と支援．学苑社および滝吉美知香，名古屋恒彦（編著）（2015）．特別支援教育に生きる心理アセスメントの基礎知識．東洋館出版社参照）

発達障碍があるかもしれないと悩んでいる本人が支援を切実に望んでいる場合には、こういったアセスメントツールを用いて、気づいていなかった自身の特徴を理解していくことができるでしょう。場合によってはテストバッテリーを組み、多面的に発達や認知の評価をしていくこともできます。これは、心理師などからしても支援しやすい状態にあると言えるでしょう。

一方、発達障碍に関連するアセスメントや診断を受けるところにたどり着くまでが、支援者としては骨が折れるところです。そもそも発達障碍の本人（当事者）や家族など身近な周囲に、共に生活を送っていくうえでの困難感がないのであれば、アセスメントを受けること自体に疑問を感じてしまうことでしょう。また、

表２　代表的な発達障碍支援

	包括型	標的スキル獲得型
介入方法	TEACCH 構造化（物理的・視覚的） 応用行動分析（ABA） スモールステップ コミック会話 パワーカード	認知行動療法（感情制御） SST（ソーシャル・スキル・トレーニング） PECS JASPER ソーシャル・シンキング

（黒田美保（2018）．自閉スペクトラム症（ASD）の理解と支援の基本を学ぶ．下山晴彦（監修・編者）（2018）．公認心理師のための「発達障害」講義．北大路書房参照）

何らかの困難感を持っていたとしても、それを誰かになかなか打ち明けられない、相談することがためらわれる場合もありえます。ですから、発達障碍のアセスメントや診断を受けることが、本人や家族にとってどのような意味や価値があるのかを伝えていくことが支援者にとって大事なポイントになります（下山、2018）。

さらに、包括的なアセスメントをした後の具体的な支援のあり方を構想しておくことが支援者には求められます。一般的には、アセスメントにより明らかになった対象者の課題にアプローチしていくだけでなく、その人の強みを活かした支援も検討されます。対象者に対する心理的介入方法については、包括型と標的スキル獲得型の大きく二種類があるとされています（黒田、2018）。**表2**にその概要をまとめました。

包括型の介入方法とは、対象者の生活環境を整備することや、強化と弱化・消去の働きかけを通して行動を形成していくことであり、TEACCHに代表される構造化や、視覚的構造化としてのコミック会話やパワーカード、またスモールステップのように、応用行動分析によるアプローチのことを言います。一方、標的スキル獲得型の介入方法とは、コミュニケーションスキルや感情制御といったターゲットとなる行動を獲得していくことを目指した手法で、認知行動療法やＳＳＴ（ソーシャル・スキル・トレーニング）、絵カードに代表されるＰＥＣＳなどが挙げられます。

対象となる子どもの状態像に応じて、この二種類の介入方法のどれを選ぶか、もしくは併用するかなどを見極めながら、支援者は対象者に携わっていくとされています。また、本人を中心とした計画に基づいたケアマネジメントや、ソーシャルワーカーなどの専門職と連携し協同しながら実践するアプローチといったように、ネットワークを構築しながら、多職種と協力して支援を進めていくことも求められています（山崎、2019）。

ここまで支援者の視点から、すべてではありませんが、発達障碍支援の概略を述べてきました。心理師の方々からすれば、おおむね基本的な内容と思われます。これまでの発達障碍支援を概観して気づくのは、支援する人（心理師など）と支援される人（発達障碍のある人）との区別が固定的であるということです。アセスメントにより導かれた「見立て」に対して、各種の支援方法による「手立て」を支援者が行った結果、発達障碍のある人の行動上の変化が表れてきます。それが望ましいものであれば継続して働きかけ、力をつけていこうとします。逆に期待された効果が表れない場合には、再度「見立て」を行い、次なる「手立て」によって、行動変容を促そうとしていきます。このように、支援する人と発達障碍のある人との立場が固定化され、両者の行動の相互作用から関係が考えられていることに支援の特徴があります。

しかしながら、先のエピソードでも考察したように、発達障碍のある人と私たちとの関係を、行動の相互作用のみに還元することはとてもできません。関わる人である「私」が、発達障碍とされる面のある「あなた」にどのようにまなざしを向けているのかが、まず問われてしかるべきでしょう。困った人や面白い人といった「私」のまなざしが、発達障碍のある「あなた」に直接的もしくは間接的に受け止められ、さまざまな姿が形成されていった可能性があります。アセスメントなどによる「見立て」で浮かび上がってくるのは、「あなた」の弱みや強みといった一面にすぎず、それがあるがままの「あなた」ではないという認識が「私」には必要であると言えます。

逆に、関わる「私」は、「あなた」からどのように見られているのでしょうか。「あなた」からのまなざしにも、両者がやりとりをする中で積み重ねられてきた、これまでの関係の歴史が色濃く映し出されていると考えられます。その関係の歴史を振り返れば、発達障碍のある人たちに、私たち自身が受け止められていること、支えられていることに気づかされることもあるのではないでしょうか（浜田、2009; 和仁、2018; 渡辺、2018）。逆に、両者にとって相手から受け止められていないと感じるところに、発達障碍支援の必要性が出てくるのだと考えられます。

ここまでの議論を踏まえると、発達障碍のある人たちと私たちとは、支援「する―される」という固定的な関係にとどまらず、「受け止める―受け止められる」という立場が交叉し合う、相互主体的な関係を生きていこうとしています。しかし、共に生きていく中では、お互いに受け止めきれないことや、お互いが受け止められていないと感じられることが生じる場合があり、「あなた」と「私」の間に「生きづらさ」（田中、2014）が多様に立ち現れてきます。よって、発達障碍支援においては、その「生きづらさ」が和らいでいくように支えることが本質的なところであると考えられます。次の第4節では、この観点からどのような発達障碍支援が展望できるのかを検討していくこととします。

④「あなた」と「私」の関係性から考える発達障碍支援

発達障碍のある「あなた」と関わる「私」との間に生まれる「生きづらさ」を和らげるという観点から発達障碍支援を展望するとき、まずはどんなところに「生きづらさ」があるのかを、相互主体的な関係の中で探っていくことが求められます。このときに参照すべき観点として、「三角形の対話」(神田橋、1997)という考え方があり、筆者自身はそれを意識して、発達障碍支援の現場に臨んでいます。「三角形の対話」とは、「○○について語り合う」、「○○のことに二人で意見を出し合う」という、言葉を活用したコミュニケーションの形態で、言語活動を中心にした対話精神療法でまず目指されているものです。確かに、子どもたちを中心として、発達障碍のある人たちは、言葉で十分に自身の気持ちを表現することが難しい場合もあるでしょう。しかし、発達障碍のある人に関わる私たちが受け止めたところを言葉で返してみたり、図や実物で示したりするなどしていくと、その対話的応答を通して、発達障碍のある人が言わんとしていることを、徐々にでも把握していくことができると考えています。

この「三角形の対話」の観点から、大倉（2008）を参考に、支援「する―される」という固定的な関係（図1）、および、「受け止める―受け止められる」という立場が交叉し合う相互主体的な関係（図2）、それぞれから考えられる発達障碍支援を比較しました。

図1においては、発達障碍のある人の中に問題が内包されていると考えるために、支援される対象であることが既に固定化されてしまっています。そして、その問題を解決するために、支援者はアセスメントをして「見立て」、それに

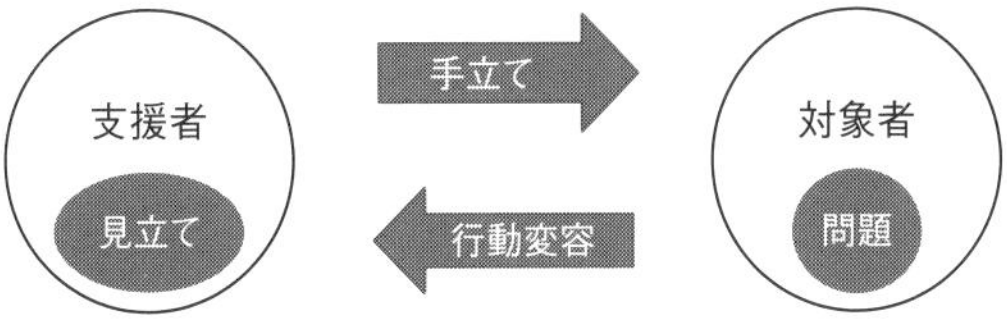

図1　支援する―される関係

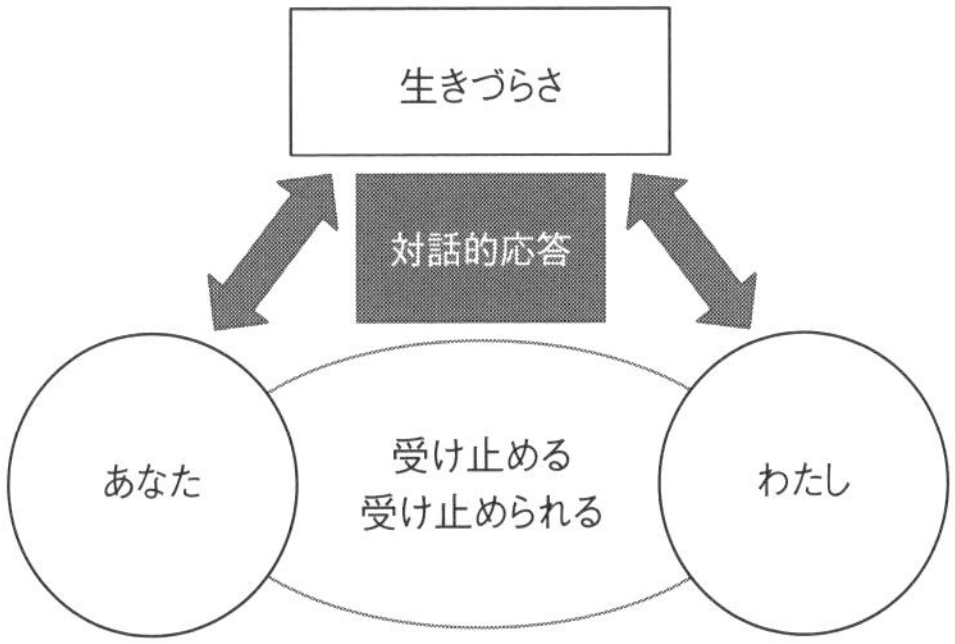

図2　相互主体的関係

基づいた「手立て」を行うことになります。その結果、社会生活を送るうえでのスキルを身につけたり、社会適応的な行動が見られたりするなど、行動の変容が見られるようになってきます。できることを増やし、力をつけて定型発達に近づいたという意味では確かに効果があったと言えるのかもしれませんが、発達障碍のある人と私たちとの間にある「生きづらさ」を和らげることにつながっていったのかどうかは定かではありません。本来はそこが問われるべきなのです。

一方で**図2**は、発達障碍のある「あなた」と関わる「私」とが対話的に応答していく中で、お互いに感じている「生きづらさ」に焦点化していく支援のあり方です。大切なのは、両者にとって、「生きづらさ」は個人の問題として内包されるものではなく、関係の中で立ち上がるものだということです。そのことを念頭に、二人の共同作業としての「三角形の対話」によってお互いの感じている「生きづらさ」に対する理解を深めていきます。そこでは、発達障害のある人と身近な他者とがお互いに受け止められる体験が生まれることや、何かを共有できる体験が生まれてきます。受け止められる体験は、受け止めてくれる「あなた」がいるという信頼感と、受け止めてもらえる「私」がいるという自己肯定感につながってくると考えられます(佐々木、2007; 鯨岡、2013)。それは私たちにとっても、発達障碍のある人たちと関わることに対する気づきや手応えという形で感じられるようになってきます。このように、試行錯誤の中で少しずつお互いのことを把握していくところに、共に育ち合うきっかけがあるのです。

信頼感と自己肯定感は、発達障碍があろうとなかろうと、すべての人において育まれていくべきものといえるでしょう。しかし、発達障碍のある人たちと私たちとが関わりあう中では、相互主体的な関係が生じにくい面があるからこそ、より一層「受け止める―受け止められる」という経験が重要であり、それによってそれぞれの心の育ちにつながっていくことを強調しなければなりません。もちろん、「あなた」と「私」との関係の中で、それぞれにどのような育ちが生まれてくるのかについては、多種多様なバリエーションがあると考えられますが、そうした一人一人の個性的な育ちを支えること（支え合うこと）に、支援の本質があるのだと考えられます。

5 まとめ――お互いにとって「身近な他者」になること

発達障碍のある人と私たちとが「受け止める―受け止められる」という相互主体的な関係を営んでいく中で育まれていくものの一つに、コンパニオンシップ（Trevarthen, et al. 1998）があると考えられます。コンパニオンシップとは、「仲間性」とも訳され、仲間としての同型的な関わりのことであり、「楽しいことを他者と一緒にすること、共有すること」を意味しています（中野、2005）。ここで仲間とは、友だちのような対等な関係に限らず、親や家族など養育の関係も含めて、広い意味での身近な他者のことです。発達障碍のある人と身近な他者とが、行動を共にしていく中で、共同への志向性が生まれ、さまざまな物事への関心を身近な他者と共有し、協力しようとする動機づけになるとされています（Trevarthen, 2001）。

この観点からすれば、発達障碍のある人や私たちにしばしば求められる、自己理解や障碍受容について違う角度から考えていけるのではないでしょうか。当事者の手記などによれば、自閉症などの診断を受けたときに、自分が求めていた答えを見つけたという驚きと安堵の気持ちを持ったという記述はよく目にします（Williams, 1992など）。また、発達障碍に関連した自己理解のプログラムや（小島・片岡, 2014）、自己理解が問題になりやすい思春期からのライフスキルを提言したもの（平岩, 2019）も見られるようになりました。ここで憂慮されるのは、発達障碍のある人の自己理解が、自身の発達障碍的な側面の理解に閉じてしまうことです。一方、支援者も障碍受容の枠組みに組みこまれてしまい、親や家族など、身近な周囲の人たちに対して障碍を受容することを課題とする議論やそれを前提とした議論が数多くなされてきました（中田, 2017など）。しかし、表面的な行動の水準で、発達障碍の状態像と一致するからといって、自己理解や障碍受容が深まるわけではありません。

私たちが目指すべきは、対話的応答の中から、発達障碍のある人の自身の内面に対する理解がどのように深まっていくのか、その変容を摑んでいくことではないでしょうか。また、その過程の中で、人と人とのあいだには「同じ」とも「違う」とも言えない面があるという相互理解が深まってくると考えられます（綾屋, 2008）。そうした「受け止める―受け止められる」体験の積み重ねによって、私たちの根幹にある人間理解（発達観や障碍観）が培われていくと思います。発達障碍のある人たちと私たちとがコンパニオンシップを高め、お互いにとっての「身近な他者」となり、自己理解や障碍理解（他者理解）の深まりを見出していくこと、発達障碍支援の意義はそうしたプロセスにこそ求められるべきだと考えられます。

文献

綾屋紗月，熊谷晋一郎（2008）．発達障害当事者研究―ゆっくりていねいにつながりたい―．医学書院．
浜田寿美男（2009）．障害と子どもたちの生きるかたち．岩波書店．
平岩幹男（2015）．乳幼児健診ハンドブック改訂第4版　健診の実際から事後フォローまで．診断と治療社．
平岩幹男（2019）．発達障害　思春期からのライフスキル．岩波書店．
Höfer, J., Hoffmann, F., & Bachmann, C.（2017）. Use of complementary and alternative medicine in children and adolescents with autism spectrum disorder: a systematic review. *Autism*, 21, 387-402.
稲田尚子（2016）．「自閉症スペクトラム障害の超早期発見：1歳6カ月健診／3歳健診（特集 発達支援のアセスメント）―（発達障害の早期発見のアセスメント）」『臨床心理学』16, 141-144.
神田橋條治（1997）．対話精神療法の初心者への手引き．花クリニック神田橋研究会．
勝浦眞仁（2016）．“共にある”ことを目指す特別支援教育　関係論から発達障碍を問い直す．ナカニシヤ出版．
和仁正子（2018）．「『小春日和』―『私』と『私たち』が紡ぐ暮らし―」．勝浦眞仁（編）．『特別の支援を必要とする子どもの理解　共に育つ保育を目指して』、ナカニシヤ出版、1-16.
木曽陽子（2020）．「発達障害の可能性がある子どもの保育所での支援の現状と課題」『育療』66, 55-62.

木谷秀勝（2019）．「生涯発達から見た発達障害の心理アセスメント」『教育と医学』793, 12-17.
小島道生，片岡美華（編著）（2014）．発達障害・知的障害のある児童生徒の豊かな自己理解を育むキャリア教育　内面世界を大切にした授業プログラム45．ジアース教育新社．
鯨岡峻（2013）．子どもの心の育ちをエピソードで描く―自己肯定感を育てる保育のために―．ミネルヴァ書房．
黒田美保（2016）．「発達障害アセスメントから支援，その実際」『臨床心理学』16（2），136-140.
黒田美保（2018）．「自閉スペクトラム症（ASD）の理解と支援の基本を学ぶ」．下山晴彦（監修・編著）（2018）．『公認心理師のための「発達障害」講義』．北大路書房，145-197.
黒木俊秀（2018）．「関係性問題を評価する―DSM-5とICD-11における位置付け」『臨床心理学』18（5），523-527.
正高信男（2019）．ニューロダイバーシティと発達障害　『天才はなぜ生まれるか』再考．北大路書房．
中野茂（2005）．「多面的な親子関係の発達モデルを探る―Attachmentから間主観的companionshipへ」『北海道医療大学心理科学部研究紀要』1, 47-66.
中田洋二郎（2018）．「子どもの発達障害を親はいかに受容するか」『教育と医学』66（5），368-376.
大倉得史（2008）．語り合う質的心理学―体験に寄り添う知を求めて．ナカニシヤ出版．
斉藤まなぶ，吉田恵心，高柳伸哉，安田小響，足立匡基，大里絢子，中村和彦（2016）．「自閉症スペクトラム障害の早期発見―5歳児健診」『臨床心理学』16（2），145-150.
佐々木正美（2007）．こころの名医が教える　やすらぎ子育てアドバイス「自分が好き、親が好き」な子は必ず伸びる！．三笠書房．
下山晴彦（監修・編著）（2018）．公認心理師のための「発達障害」講義．北大路書房．
Silberman, S.（2016）. *Neuro Tribes: The Legacy of Autism and the Futue of Neurodiversity*. Avery.（正高信男・入口真夕子（訳）（2017）．自閉症の世界　多様性に満ちた内面の真実．講談社）
滝吉美知香，名古屋恒彦（編著）（2015）．特別支援教育に生きる心理アセスメントの基礎知識．東洋館出版社．

田中尚樹（2019）．「顕在化しにくい発達障害の支援施策」『ＬＤ研究』28(3), 319-324.

田中康雄（2014）．「総論　生活障害としての発達障害」『発達』137, 2-9.

Trevarthen,C. (2001). Intrinsic motives for companionship in understanding: Their origin, development and significance for infant mental health. *Infant Mental Health Journal*, 22(1-2), 95-131.

Trevarthen,C., Aitken,K., Papoudi,D.& Robarts,J. (1998). *Children with Autism: Diagnosis and Interventions to Meet Their Needs* (2nd ed.). Jessica Kingsley.（中野茂，伊藤良子，近藤清美（監訳）(2005)．自閉症の子どもたち―間主観性の発達心理学からのアプローチ―．ミネルヴァ書房）

渡辺一史（2018）．なぜ人と人は支え合うのか　「障害」から考える．筑摩書房．

Williams,D. (1992). *Nobody Nowhere: The Remarkable Autobiography of an Autistic Girl*. Doubleday.（河野万里子（訳）(2000)．自閉症だったわたしへ．新潮社）

山崎晃史（編著）(2019)．公認心理師・臨床心理士のための発達障害論　インクルージョンを基盤とした理解と支援．学苑社．

吉川徹（2019）．「からだとこころの発達から発達障害の支援を考える」『こころの科学』207, 14-19.

第3章

発達相談におけるアセスメントと支援

岸本栄嗣

① はじめに

発達相談という支援をご存知でしょうか。発達相談というのは、保護者が子どもの成長や発達について何らかの心配が生じたときに相談できる場の一つです。カウンセリングや教育相談に比べると認知度は低いかもしれませんが、多くの地域や機関で行われていますので、非常にたくさんの心理職の方が活躍しています。私は約十七年間にわたり、自治体の発達支援システムの中で、乳幼児健診をはじめとした母子保健事業、療育機関や保育所での発達相談に携わってきました。この章では、私自身の経験を踏まえながら、発達相談の中でのアセスメントと支援について考えてみたいと思います。なお、ここで登場する事例は複数の事例を再構成したものであり、人物名はすべて仮名です。

② 発達相談とは

冒頭で発達相談の概要について述べ、全国各地で実施されていることをお伝えしたばかりですが、実は今のところ発達相談の統一的な定義はありません。各地域、機関の状況に合わせて実施されており、別の呼称（例えば、「心理相談」）が用いられている場合もあります。ですので、ここでご紹介するのは私が経験してきた発達相談であり、乳幼児と保護者を主な対象として取り組んできた発達相談であることをご理解ください（発達相談従事者のことも、ここでは「発達相談員」ないしは「相談員」としておきます）。そのうえで、発達相談とはどのようなものかを私なりにまとめてみたいと思います。

私たちはみんな両親のもとに生まれ、人生のスタートを切ります。地域や学校でさまざまな出会いと経験を繰り返し、多くの人に育てられて成長してきました。そうして時がたち、育てられてきた私たちはいつしか育てる側となり、子育てをスタートさせることになります。しかし、親としての準備がすべて整った状態で子育てが始まるわけではありません。子育てはわからないことだらけ。試行錯誤の連続です。一人目の子どもであればなおさらでしょう。心配や悩みは尽きることなく、次から次へとやってきます。そうしたとき、まずは自分の親や身近な友人・知人に相談することでしょう。最近では多くの親にとってインターネットも重要な相談相手となっています。それで十分な解決に至ることもたくさんあります。しかし、中にはそれだけではうまくいかず、これからの子育てに見通しを持てないまま、どうしてよいものかと悩みを深めてしまうことも出てくるものです。発達相談は、そうしたときの専門職による相談支援のひとつです。つまり、子どもの成長や発達、子育て上の心配事や問題が生じたときに、発達相談員と親は出会います。例えば、次のような場合が考えられます。「言葉が出ない」、「落ち着きがない。危ないことを平気でするので、目が離せない」、「言うことをきかない。何度注意しても同じことを繰り返す」、「思い通りにならないと泣き叫ぶ。自己主張が強く、わがままな子にならないか心配」、「お友だちと遊べない。集団になじめない」などなど。

以下では、発達相談の実際について、エピソードを通してイメージしていただきたいと思います。

3 発達相談の一場面から

エピソード1 アミちゃんの人見知りと焦るお母さん、そして相談員の私

市の保健センターの発達相談にアミちゃんとお母さんが来られました。二歳半ばの女の子です。一歳半健診で発達の確認が十分にできなかったため、保健師に勧められて個別の発達相談につな

がったケースです。

相談当日。受付担当保健師に案内され、お母さんと手をつないで相談室の前までやってきました。ショートカットの前髪にはかわいらしい髪留め。扉の前から部屋の中をひょこっとのぞき込んだアミちゃんは、そのまま立ち止まりました。「だいぶ緊張しているなぁ」。一目でわかりました。相談室は四畳半ほどのとても狭い空間。その中に中年のオジサン（私）が座っていたのですから、二歳の子が不安になるのは当然です。「入ろうよ」。お母さんがそう声をかけて誘うのですが、アミちゃんは硬い表情のまま動きません。手を引くお母さんに、足を踏ん張って抵抗している様子がわずかに感じられました。「初めてだから、緊張するよねぇ。ゆっくりでいいからね」。私はさらっと声をかけて、とりあえずお母さんにだけ入っていただき、お話をすることにしました。さりげなく、積み木を机に出しておきました。

カルテによると、一歳半健診ではお母さんにしがみついて、スクリーニング課題は何もしなかったようです。過敏さと対人関係の弱さの可能性が記載されていました。

お母さんからは「人見知りがすごく強いんです」との訴えがありました。「早くお友だちと接することに慣れてほしい」。そう願うお母さんは、「できるだけ経験を積ませたくて、いくつかの育児サークルや遊びの場に参加してみました。でも慣れるどころか、最近は外出することさえ嫌がるようになってしまいました……」と静かにおっしゃいました。ただ、家での様子はいたって普通。そのため、夫には自分の悩みをなかなか理解してもらえない、と苦しい胸の内を明かされました。口ぶりや振る舞いから、やや控えめな雰囲気に見えるお母さん。悩まれながら真面目に子育てにあたられていることが、お話や問診票への丁寧な記述からうかがえました。

しばらくお話をうかがっていると、ふとアミちゃんが部屋に入って、座っているお母さんの背中にもたれかかりました。アミちゃんは靴を履いたまま、そして立ったままです。アミちゃんの視線はジーッと私に注がれています。私はすぐにでも声をかけたい気持ちをグッと抑えます。緊張させてはいけません。なるべくアミちゃんと視線を合わさないようにして、お母さんとのお話を続けました。その間、視野のすみっこのほうでアミちゃんの気配を感じておきました。白目で見るといった感じでしょうか。しばらくすると、ガチガチだったアミちゃんの表情がわずかに緩み、視線が机上の積み木に移ったのが感じ取れました。手こそ出さないのですが、少しだけ落ち着いてきたことや、積み木に興味ありげな様子がうかがえました。

お母さんとの話の切れ間を見計らい、積み木で遊んでみることにしました。でも、いきなりアミちゃんにやってもらうのは、ちょっとハードルが高そう。まずは私がゆっくりゆっくり積んでみました。「おっと、危ない。壊れそうやな!」とひとり言をつぶやく私の手元を、アミちゃんはお母さんの肩ごしにジーッと見つめています。そして十個すべての積み木を積み上げると、アミちゃんの目線の高さを越えるあたりまで到達しました。「うわぁー、たかーい!」と言ったわけではないのですが、アミちゃんの表情からはそんな心の声が聞こえてくるようでした。背中越しとはいえ、半分身を乗り出しています。「少しなら、一緒に遊んでくれるかも」。私はそんな予感を持ち始めました。

「じゃあ、次はお母さんに積んでもらおうかな」。突然振られてちょっとびっくりのお母さんでしたが、さすがです。私がやっていたように、一つずつ丁寧に時間をかけて積み上げてくれました。このときもアミちゃんはお母さんの積み木にクギヅケ。気がつくと、少し笑顔も出てきました。半分くらい積んだ頃、私はお母さんにささやいてみました。「お母さん。ちょっと、失敗してみましょっか？」。積み木のタワーがド派手に崩れ落ちた、その瞬間でした。アミちゃんは満面の笑みをお母さんと私に向けてくれました。

「みんなで一緒にやろっか？」。私の誘いに小さく頷いたアミちゃんは、靴を脱いでお母さんのお膝に座り、体勢を整えました。やる気満々です。積み木を手に取ると、ゆっくりゆっくり慎重に積んでいきました。私とお母さんのやり方をしっかり見ていたようです。そして、ついに十個すべてを積み切り、完成！　自ら高く積み上げた積み木をマジマジと見た後、パッと私を見て嬉しそうにニッコリ。「みてみて！　できたよ〜！」。そんな気持ちだったに違いありません。もちろんお母さんもニッコリです。その後も、いくつかの検査課題に笑顔でチャレンジしてくれたのでした。

検査後。「アミは他の子と一緒に遊びたがらない。このままだと幼稚園でうまくやっていけない。三年保育の幼稚園に入れるには、あと一年ちょっと。それまでに何とかしなくては……。そう思って本当に焦っていました」。お母さんは、そう語られました。「さっき、私とお母さんが積み木で遊んでいるとき、すっごくやってみたそうな感じでしたよね。途中からはそれがどんどん伝わってきました。だから、『遊びたがらない』だけじゃなく『一緒に遊びたい。一緒にやってみたい』、そんな気持ちも結構あるんじゃないかなと思うんですけど、どうですかねぇ」。私なりに感じ取ったことや考えたことを交えて、そう問いかけてみました。すると思い出しながらこうおっしゃいました。「あー。そういえば、その場ではみんなと一緒にはやらないんですが、家に帰ってから私や夫と一緒にやろうとすることがあります。へー、一緒に遊びたい気持ちは持ってるんですねぇ」。その後も、その日の姿や生活での様子について一緒に考えたり、私なりにコメントしたりしました。終盤、「焦っていろいろ連れ出していたけれど、この子なりに参加しようとしていることがよくわかりました」と振り返られました。そして、まずはアミちゃんのペースで安心して参加できるところに絞ってみること、いきなり子ども同士でなくても親子で一緒に楽しむことも大切であること、などについて確認し合いました。

最後に私は、「子育ては長いですからね。長い目でゆっくり見ながら、また一緒に確認して、考えていきましょうね」。そう言葉をかけてその日の相談を締めくくりました。帰り際、「バイバイ。がんばったもんね。また会えたら遊ぼうね」。差し出した私の右手に、アミちゃんは少し照れながらポンと優しいハイタッチで応えてくれました。

■どのようにつながってくるのか？

一般的に相談というと、悩みや心配事を抱えた人が、自ら相談機関やカウンセラーを訪ねて行うものというイメージがあります。しかし、発達相談の場合は少々事情が異なります。「自ら」ということもありますが、乳幼児健診で保健師などから促されたり、また、保育所入所児の場合は保育所から勧められたりして、私たちのもとにやって来ることが大半です。アミちゃんの場合も、きっかけは健診でした。ただ、アミちゃんのお母さんは「人見知りが激しい。いろいろやったがうまくいかない。どうすればいいのか」という明確な主訴があったので、はじめから相談にはかなり前向きだったと言えます。しかし、そうでない場合もあります。健診の結果からは今後の発達の経過を確認する必要があったとしても、保護者の主訴は明確ではない、あるいは全くない、といった状態でつながってくる場合も少なくありません。中には発達相談を勧められたことに不満を持っていることもあります。あまり使いたくない表現ですが、健診で「引っかかった」ことで発達相談につながる場合がほとんどです。保護者は大変複雑な心境の中で私たちにつながってきているということを忘れないでおきたいところです。

■何をするのか？

大胆にまとめると、子どもの発達状態や子育ての状況を確認すること、それらの情報をもとに見立てを行い、当面の見通しを立てること、そして保護者への相談支援を行うことです。そしてこれが一番大切だと考えているのですが、それらを通した子どもや保護者との関係づくりです。保護者にとって「これからも相談してみてもいいかも」、「一緒に考えてもらえそう」と感じてもらえるような出会いになれば最高です。

さて、アミちゃんの場合、カルテなどから私との関わりはかなり緊張するだろうと予測していました。そのため、検査をすることにはこだわらず、できるだけアミちゃんのペースを守りながら過ごしました。「人見知り」と見える状態のとき、アミちゃんはどんな気持ちでいるのか、もし困っていることがあるならそれはどのようなことなのかを、理解し感じ取るよう心がけました。ちなみに「ちょっと失敗してみましょっか？」は、お母さんの失敗を見ることで、失敗したって大丈夫、それも面白い、と緊張が緩んだり、「私ならできるよ！」と意欲を引き出せるのではないかと思ったからです。

一方、お母さんは、「我が子の激しい人見知り」と「私はどうすればいいのか？」という切実な悩みがありました。話しを聞くうちに伝わってくる、幼稚園入園をタイムリミットと捉えることによる焦り、一番理解してもらいたい夫にこの悩ましい状況が伝わらないもどかしさや苛立ち、自分なりに情報を集めていろいろやっているのに実らない無力感……。どこか追い詰められたような雰囲気すら感じられました。その張りつめたものをほんの少しでも緩められるようにと関わりました。そのうえで、今日の新しい人や場との出会いにアミちゃんはアミちゃんなりのやり方とペースで向き合おうとしていたことを一緒に振り返り、明日からの子育てへの方向性と次回の相談予定を確認したのでした。

発達相談は行われる場や実施時期などによって、内容や方法、目的などにかなりの幅がありますが、子どもや保護者との触れ合いを通して理解と共感を深め、子どもの成長や発達、子育てについて共に語り合う場でありたいものです。

④ 発達相談におけるアセスメント

発達相談においては、発達の評価、つまりアセスメントを行います。そのためのツールの一つが発達検査です。ただし、「『発達検査』イコール『発達アセスメント』ではない」ということがよく言われます。子どもの発達評価は、検査だけでなくさまざまな情報を総合して行うものであるという意味です。検査だけで子どもを理解した気になってはいけないという心理職に対する戒めでもあると思います。

他方、発達検査はそれほど簡単に遂行できないという現実的な面があります。発達検査は「検査をする相談員」と「検査を受ける子ども」という対人関係の中で行うものです。日常とは雰囲気の違う環境という条件でもあります。そうしたことから、特に発達障害やその特性がある子どもにとっては非常に苦手な状況とも言えます。したがって、「『発達検査』イコール『発達アセスメント』」と考えていては、「やらなかった」、「できなかった」のオンパレードになりかねません。そしてそれを子どもの問題、課題として理解するとすれば、それこそ大問題です。しかし、検査を柔軟に運用し、子どもと協力し合うことで、発達検査場面という私たちとの出会いの場において、子どもは自分自身というものを精一杯表現してくれるものです。

ここでは、アセスメントは検査だけではないということを十分踏まえたうえで、発達検査場面での相談員と子どもの触れ合いを取り上げます。

エピソード2 タケルくんと私の静かな語り合い

タケルくんは落ち着きのなさがあるということで、親子療育教室に参加している三歳の男の子でした。これまでの健診や発達検査場面では自分のやりたいようにするだけで、検査者の指示や誘いかけにはほぼ応じない、おおむねそのように記載されていました。

普段の生活では、外出時にじっとしていないこと、思い立ったら飛び出していくため、危険で目が離せないこと、遊び始めたら帰ろうと言っても聞かず切り替えられない、といったことが母親から語られました。「興味を持っていることや好きな遊びは何でしょうかね?」。そう問うと、「最近、クワガタを飼い始めたんですよ」と教えてくださいました。エサやりは毎日欠かさずしているのだとおっしゃいます。

その日は学校の教室ほどの広さの部屋での発達相談でした。普段、療育で使っている場所です。タケルくんは部屋の前まで突進してきたかと思うと急ブレーキ。いつも通っている場所なのに、ちょっと雰囲気が違ったからでしょうか。パッと立ち止まりました。中をグルリと見回すと、私の横に置いてある検査道具ケースが目にとまったようです。勢いよく駆け寄り、中身を一通り探り始めます。「何かいいものはないか」とばかりに、あれこれと手に取って品定めをしているようでした。お母さんは、申し訳なさそうに「タケル、勝手に触ったらあかんよ。すみません……」

とおっしゃいます。日々、こういうことがあるのだろうと想像されました。「いえいえ、大丈夫ですよ。何か面白そうなものある?」、そう声をかけてしばらくお母さんと話しながら、タケルくんの様子を見守ることにしました。時々声をかけてはみるのですが、タケルくんは全く応じません。同じ空間にはいるものの完全に別々、といった感じです。

お母さんとお話ししながら、どうしようかとあれこれ考え、私はペンと紙を出してちょっと落書きをしてみました。するとタケルくんは手にしていたおもちゃを持ったまま、チラチラこちらを見ていました。「あれ? ひょっとして興味あるかも」。そんな様子が感じられました。しばらく、タケルくんの視線を感じながら、ちょっと大げさにペンを走らせてみます。すると、タケルくんは無言のままパッと黒色のペンを取り出し、素早くグルグルグルッと描いたのでした。少し楕円形をした毛糸の塊のよう。横で見ていたお母さんは、「いつも、こんな感じです。いつ描いてもこれです」とポツリ。そのとき、私はとっさにこんなことを言ってみました。「あれ、これ、クワガタのからだみたいやなぁ」。すると、この日初めてタケルくんは私のほうをしっかりと見返してきました。「お? ぼくの言葉を受け取ってくれたかな?」。テンションの上がった私はすかさずもうひと言続けました。「これにアゴがあったら、クワガタやな」。だいぶ強引な拡大解釈でしたが、タケルくんを見るとハッとしたような表情で毛糸の塊をじっと見つめていました。するともう一度画用紙を引き寄せたタケルくんは、毛糸の塊の先端から、これまた細長い毛糸の塊をグルグルと描き加えていきました。ちゃんと二本あります。「わぁ! ホンモノのクワガタや!」。思いがけず(と言ってはタケルくんには失礼ですが……)、しっかりクワガタを描いてくれたことに私は大感動。すると、自分の描いたクワガタをマジマジと見つめていたタケルくんが、パッと私を見てニッコリ。次の瞬間、「キャーッ」と大声で叫びながら、部屋中を走り回り出しました。お母さんも声を出して笑っています。「上手やなぁ。毎日エサあげてるんやもんなぁ」。それが聞こえたのでしょうか。タケルくんは、猛ダッシュで机に戻ってきました。今度はオレンジ色のペンでアゴの付け根に小さい何かを描きこんでいます。なるほど、これは間違いなくクワガタの口です。「お～。ここでエサを食べるんやな。よく見てるねんなぁ～」。私の言葉にタケルくんはちょこんと頷くと、またまた嬉しそうに駆け回ります。今度は喜びのあまり、ぴょんぴょん跳び回っています。これはもう、どこからどう見てもクワガタです。「完成やな！」。そう思っていました。ところがタケルくんはまたも駆け戻ってきました。椅子に座り直すと、次は緑色のペンを取り出し、小さなお団子のようなものをグルグル描き加えました。描き方はさっきと同じですが、色も形も大きさも違います。「わかった！　これはエサやろ」。すると、タケルくんがニッコリしながら、小さい声で「ゼリー」と教えてくれたのでした。今日、初めて聞いたタケルくんの言葉でした。いつも、このゼリーをクワガタにあげているのだそうです。

いつもは部屋を出るのに一苦労だという帰りの場面。「お父さん、びっくりするやろうなぁ。帰ったら見せてあげてな。お家で飾ってもらおうな。」そう言葉をかけました。身支度を整えると、タケルくんは大切そうにクワガタの絵を握りしめ、靴を履き、お母さんと二人、帰って行きました。ちょっと誇らしげなタケルくんでした。

■出会い

検査場面では相談員側も硬くなるのですが、子どもはそれ以上に緊張するものです。検査といっても人と人との出会いの場面であることに違いはありません。なるべくお互いに落ち着いて向き合えるよう配慮します。

タケルくんは私の言葉かけに応じることなく、道具ケースを探っていました。私は、ひとまずタケルくんなりのペースやリズムを乱さないことを心がけていました。道具ケースにはいろいろなおもちゃが入っています。タケルくんは何に興味があるのか、どのように遊びだすのか、そうした関心を持ちながら見守りました。と同時に、何かタケルくんと関わり合えるきっかけはないだろうかと考えていました。

そのようにタケルくんを見ていると、少し気づくこともありました。道具ケースに駆け寄っていろいろ手に取りはするものの、いまひとつ遊んでいる感じではありませんでした。あれを触ってはこれを触る。手元を忙しく動かし手数は多いのですが、遊びこめずにいるように見えました。表情からはそれほど楽しんでいるようには思えませんでした。

■やりとりへの兆し

私が落書きしているのを見て、それまで私を意識しているのかどうかわからなかったタケルくんが自らペンを取り出しました。私がタケルくんに向けてゆっくりと転がしたボールを拾い上げてくれたような、そんな感じがしていました。そして、「クワガタみたいやな」という私の言葉を受けて、タケルくんが返してきたまなざしを受け取った私は、タケルくんとつながれるのではないかという期待をようやく持ちました。「クワガタ」を取り上げた理由。それはもちろんタケルくんが「クワガタ」が好きだからです。しかし、ただ単に好きだからというだけでなく、「最近毎日お世話をしている」からでした。どんなクワガタなんだろうか？　どのようなケースに入れて飼っているのだろうか？　どうお世話をしているのだろうか？　霧吹き？　エサやり？　タケルくんにとっては毎日のことです。心の中にもたくさんのイメージや思いがあるはず。タケルくんと二人で、語り合う（もちろん言語的な語り合いだけでなく）のチャンスが訪れることを期待しました。

■私とタケルくんの場

アゴを描いたあたりからは、いよいよ二人のやりとりがかみ合い始めたと感じていました。絵を介したやりとりはまさにタケルくんと私のおしゃべりでした。はじめの毛糸の塊のときは、タケルくん自身、特に何かを描いたわけではなかったと思います。ペンの面白さを楽しんでいたのかもしれません。それがやりとりを進めていく中で、タケルくんが明らかに心の中にクワガタのイメージを持ちながら描いていたことが感じ取れました。グルグルッと感覚的に描き殴ったのでは決してなく、毎日のお世話の場面を思い浮かべながら、タケルくんなりに丁寧に表現したことは明らかでした。

やりとりが深まるにつれ、もう一つ気づくことがありました。タケルくんは、自分の描いた絵がどんどんクワガタになっていくことを、それこそ気持ちがあふれて駆け出すほどに喜んでいました。それを見ていた私もお母さんも、タケルくんの喜びようを見てまた嬉しく思っていました。しかし、その喜びは自分のクワガタが描けた満足感だけではないようにも思えました。私が「これがアゴやな」、「ここから生えてるのは足やな」、「ここから、エサを食べるんやろ」と、言い当てるたびに私を笑顔で見返し、頷きました。「正解！」という言葉が聞こえてきそうなほどでした。タケルくんは自分が描いた絵が私に伝わったこと、それを私やお母さんと一緒に分かち合っていることを味わい、喜んでいるようでもありました。最後に絵を握りしめて帰る姿からは、それをお父さんとも分かち合おうとしているように私には感じられたのでした。

▩タケルくんをどう理解し直せるか

このときのタケルくんは結局検査らしい検査に取り組むことはありませんでした。その点では、検査課題に乗れなかった前回と同じだったと言えるかもしれません。しかし、このとき、私はタケルくんとのやりとりを通して、カルテに記録されていたタケルくんの理解を見直す必要もあるのではないかと考えました。

例えば、カルテには検査が成立しなかった旨と、「こちら（検査者）のことはほとんど意識することなく、自分のしたいことだけをしている」といった記載がありました。

タケルくんは、こちらを「意識していない」のでしょうか？ クワガタの絵を描くやりとりの中で、タケルくんは私を十分意識していると感じました。では「こちらを意識していない」と見えたのは、何だったのでしょうか。タケルくんの側に立って、もう少し考える必要があると思いました。

この頃のタケルくんは、お母さんが言うように場面と場面の切り替えが苦手でした。次への見通しの持ちにくさもあったでしょうし、そこに他者から介入されることに強い抵抗もありました。見通しの持ちにくい中で、他者のペースに持ち込まれそうになる状況を避けようとしたり抵抗したりすることは、タケルくんの側からすれば当然ともいえます。自分のペースを乱すかもしれない他者の存在を警戒するのも無理もありません。そう考えるならば、私と出会った場面で、私の呼びかけに全く応じなかったのは、私を「意識していなかったから」ではなく、ペースを乱されるかもしれない他者として「強く意識していたから」とも考えられます。「したいことだけをしている」と見えたのは、防御線を張り、一生懸命私をシャットアウトしていたということなのかもしれません。本当に「したいこと」だったかはわかりませんが、「したいこと」をするより仕方ない、「したいこと」に追い込まれている状況とも言えそうです。楽しそうに見えなかったのも、そういう理由があったのかもしれません。

一方で、ペンやクワガタをきっかけとして、タケルくんが私への関心を持ち始めたことを、私自身が感じ取っていました。それは、強い警戒の対象としての私への意識が緩む中で、面白そうなペンやクワガタに意識や気持ちを向ける余裕ができたからではないかと思われました。強い警戒心ゆえに、他者の働きかけに過敏となり、やりとりを楽しみ、味わうところになかなか行きつかない、そんな場面が日々の生活や集団の中でもあるのではないかとも思われました。だとすれば、「したいことだけしている」、「他者の言葉が入っていかない」、「切り替えが難しい」といった現象や事態を、タケルくんの課題として捉えるのではあまりに不十分でしょう。タケルくんの側に気持ちを寄せ、触れ合う中で、周囲の者がどのように理解し、受け止め、タケルくんに伝え返していけるかというタケルくんと私たちの関係のあり方を課題として捉え直すことが、発達や成長のためのアセスメントとしては重要ではないかと思います。

5 保護者にとっての発達相談の体験

「発達相談っていややなって、いつもお母さん同士で言っているんですよ。次は何を言われるんやろうって……」。発達相談を終えて子どもとお母さんを送り出そうとしていたとき、あるお母さんからそう言われたことがありました。相談担当者としてそのお母さんには四回ほどお会いし、次の進路に向けての最後の発達相談が終わった直後でした。そのような本音を語ってくれたのですから、私とそのお母さんの関係は比較的よかったと思います。しかし、その言葉を聞いた瞬間は、「発達相談はいやなもの」という言葉に、正直ショックを受けました。保護者に「来てよかった」と思われるような発達相談にしたいという思いは、私だけでなく多くの発達相談員が願っていることだと思います。では、保護者は発達相談をどのように体験しているのでしょうか。それを考えるとき、私にはとても苦い経験があります。

エピソード3 サオリちゃんのお母さんが支援を拒まざるを得なかったワケ

一歳半健診後の経過観察として設定された発達相談でのことです。健診の場で発達相談員に継続的な発達確認の必要性を指摘されたサオリちゃん。視線が合わない、やりとりが成立しない、指差しがないなど、多くの気になる所見が記載されていました。他者からの関わりを意に介さず会場を動き回る様子や、手にしたおもちゃに対する独特の遊び方をする姿が記録されていました。併せて、母親に対しては親子で通える教室を勧めたものの、「今はいいです」との返答だった旨も記載されていました。

実際に会ったサオリちゃんは、ほぼ記載にある通りでした。検査道具や室内にあるものを手あたり次第に触って回ります。「サオリちゃん。好きなおもちゃがいっぱいあってよかったね」。お母さんは、サオリちゃんの行動に合わせるように、言葉をかけておられました。優しい感じの声の雰囲気とは対照的に、どこか無理をしているような面持ちに見え、何となく引きつったような感じでした。緊張していることを悟られまいとして取り繕っているような、その場の無秩序な雰囲気に何とか意味を与えようとしているような、そんな感じにも思えました。いろいろと普段の様子や生活ぶりなどを尋ねました。どんな遊びが好きか？　子育てで何か困っていることはないか？　コミュニケーションはとれるとおっしゃるけれど、どの程度のやりとりなのか、お母さんを疑うつもりはないのですが、何とか支援につながるきっかけを引き出そうとあれこれ話題にしていきました。しかし、結局、何もつかめぬままかろうじて次の相談の予定を立て、その日を終えました。

数か月後。その日もサオリちゃんとのやりとりはほぼ成立しません。好みなどが少しはっきりしてきた分、切り替えの難しさなどは前回のときよりも激しくなってきている感じがしました。前回からこれまでの様子や心配なことなどを尋ねますが、前回同様、主訴は聞かれません。

その後、必死に対応し、何とか保健師同伴のもとで、親子療育教室への見学の予約をとるところまで進めました。

その後、療育教室に伺う機会がありました。サオリちゃんのことが気になっていた私は、スタッフに「サオリちゃん、元気にしてますか？」と尋ねました。「あぁ、サオリちゃんねぇ……。見学には来たんですが、結局申し込まれなかったんです」。スタッフによると、サオリちゃんの母親は教室参加に傾きかけたものの、夫や義理の父母から「サオリちゃんは普通の子だから、そんなところに行かせる必要はない」と強く反対されたのだと言います。「いつでも相談を」と伝えたそうですが、今のところ連絡はないということでした。

■保護者と相談員のズレ

これまでの経過、観察内容に加え、既に多くの障害児・者と接してきた経験などから、サオリちゃんに支援が必要であることは明らかでした。ところが、サオリちゃんのお母さんは「困っていることはありません」、「言ったことは理解しています」と、支援に向けた展開を断つように返答してきました。子育てもきっと難しいだろうと思い、困り感をキャッチしたいとさまざまにアプローチしてみるのですが駄目でした。

しかし、今になってそのときのことを振り返ると、お母さんにとって非常に苦しい状況の中での発達相談だったのではないかと理解できることがあります。これは、我が子に「障害があるかもしれない」といったことを薄々気づいていることによるものだけではないように思います。

私が用意している道具に見向きもせず、あちこちを歩き回るサオリちゃん。お母さんはどんな思いを抱きながら見つめていたのでしょうか。あるお母さんは、検査課題を調子よくやっているときでも、いつ「やらへん！」と言いだすのかと思うと、気が気ではなかったと語られました。また、検査課題をせずに歩き回る我が子に対し、心の中では「ちゃんとやれ！」と怒り、苛立っていたと教えてくれた方もいました。「好きなおもちゃがいっぱいあってよかったね」。サオリちゃんのお母さんにとって、自分にはどうすることもできないあの場面で発したひと言は、そうした苦しさの中で何とか絞り出したものだったのではないでしょうか。

当時の私は、何とか支援につなげたい、お母さんの困り事に沿った形で支援につなげよう、そればかり考えていました。しかし、お母さんにとって私のありようは、「支援ありき」で、私たちが必要と考える支援に結び付けようとの意図がにじみ出たものだったに違いありません。決してお母さん自身にとっての困り事、不安、苦しみを吐露し、相談したい相手とは思えなかったのだろうと思います。それでも相談員に指摘された通り発達相談にはきちんと来談しつつ、支援の流れに巻き込まれそうになるのを、ギリギリのところで食い止め、家族との関係を調整していたのかもしれません。義父母も夫も障害児施設なんてとんでもない、と考えていたのですから、相談のたびに何と説明しようかと、一人悩んでいたのではないかとも思われます。

私はと言えば、何とかお母さんから主訴を引き出そうとしていました。先ほど「お母さんを疑うつもりはない」と言いましたが、どこかで疑っている自分もいました。私から尋ねられるたびに「困っていることはないです」と言うしかなかったお母さんは、どれだけ苦しかったでしょうか。今となっては本当に悔やまれます。

こうしたことを、「いろいろなお母さんがいる。このお母さんはたまたまこうだった」とは、私は考えることはできません。本節の冒頭の「発達相談はいつもいやだった」というお母さんも、「いつもイライラしていた」お母さんも、相談員としての私を信頼してくれていました。しかし、たとえ保護者と相談員の関係が良好であっても、発達相談が保護者にとっては苦しい場であること、自分の意思が及ばないような、不安を伴うような、悩みや孤独感につながりうるつらい場であること、そんな契機をはらんだ重苦しい、本当は行きたくない、いやな気持ちになる場であることを私はかなり時間をかけて理解しました。

机を挟んで向き合ったときのお母さんの緊張感に満ちた表情は、今から思えば、私の質問にどのように答えようか、次の支援へとつなげられるきっかけを作ってしまわないようにと、張りつめた気持ちの表れであったのかもしれません。私が何を言い出すのか、不安に苛まれながら、身構えていたのだと思います。

保護者・家族の拒否やためらいにより、相談や支援が思うように進まないことはよくあります。そんなとき、支援者はその理由を保護者の日常に求めます。日々の暮らし向き、夫（妻）や（義）父母との関係、近隣や地域とのつながり……。このときの私もそうでした。しかし、相談員である私もまた保護者にとって日常の一部だという自覚が、このときの私には希薄でした。保護者による支援への拒否やためらいは、もともと保護者の中にあったものなのだろうか。もしかすると、相談員（私）との関係性の中で生じたのではないだろうか。支援拒否やためらいの意味をも、保護者と相談員との関係性の中で捉えようとする態度で相談に臨むとき、共に取り組む道がようやく拓かれるのではないかと思うのです。

6 改めてもう一度、発達相談とは

共に生きること、共にあることを志向する発達相談について最後に考えたいと思います。

キャンプのボランティア活動に参加していた学生時代、ある夏にきわめて重度の知的障害のある青年を担当しました。言葉によるコミュニケーションはできません。独りで歩くことはできるのですが、ふらつきのある不安定な足取りでした。てんかんの発作もあり、初めて実際の発作を目の当たりにしたときはあたふたしながら、必死で時間を計り、先輩に報告したことを覚えています。そのキャンプ前のこと。私はご家庭に伺い、いろいろなことを教えていただきました。お母さんによると、自分のことを母親だと認識できていると感じたのは、中学生になってからだとおっしゃいました。それだけ知的な障害が重かったのですが、お母さんはこんなエピソードを話してくれました。「昔ちょっとしたおもちゃみたいな物で検査をされたとき、それができなかったんですよ。でも、なんでそれができなかっただけで、何もできない子やみたいに言われないといけないのか、ってすごい腹が立ったんですよ」。発達相談員になるはるか以前のことですが、今でもそのときの言葉を忘れることができません。

発達相談は、蓄えた専門的な知識や経験を総動員してあたったとしてもいつでも難しいものです。そのための準備は欠かせません。しかし、絶対に外せないのは何かと問われれば、子ども自身から教えてもらおうとする姿勢に尽きると思います。目の前の子どもから教わることを抜きにして、子どもの理解などできない。そのためには、今の自分自身を持ち出しながら、子どもと体当たりで向き合う以外に方法はないと思います。その中で、子どもの思いや気持ちが垣間見え、「なるほど、そういうことだったのか」と私たちは気づかされます。もちろん、いいことばかりではありません。検査が終わった後、緊張から解放され、急に堰を切ったようにワッと泣き出した子もいました。「ずいぶん緊張させていたのだな。私からのリクエストに答えなきゃと、がんばったのだな」と気づかされました。私たちが子どもを理解しようとするとき、子どもたちもまた私たちを見て、多くを感じ取っているのです。これはまた、保護者とどう向き合うかにも通じます。私たちには相談員として意識的・無意識的にまとっている「こうあるべき」という価値観や規範意識があります。しかしそれを留保して向き合い、感じていこうとする姿勢、身につけてきた「当たり前」を問い直す勇気と覚悟が時には必要です。そうすることで、私たちは保護者の思いに触れ、共に悩み、考え、時にはつまずいたり立ち止まったりしながら、共に歩む存在として成長できるのだと思います。私たち自身も保護者と共に成長できるのだと思います。

文献

田丸尚美（2010）．乳幼児健診と心理相談．大月書店．

市川奈緒子，岡本仁美（編著）（2018）．発達が気になる子どもの療育・発達支援入門　目の前の子どもから学べる専門家を目指して．金子書房．

大倉得史（2011）．育てる者への発達心理学　関係発達論入門．ナカニシヤ出版．

大倉得史（2008）．語り合う質的心理学　体験に寄り添う知をも求めて．ナカニシヤ出版．

鯨岡峻（2011）．子どもは育てられて育つ　関係発達の世代間循環を考える．慶應義塾大学出版会．

第4章

木洩れ日
——「私」と「私たち」が紡ぐ暮らし

和仁正子

①はじめに——私の原風景

幼稚園教諭になり三年目、高揚と緊張が少しほぐれたときに、智《とも》くんに出会いました。智くんは、保育室の窓辺に腰を下ろし、両手を眼元に持っていき、ピアノの鍵盤を叩くように指を動かしていました。私は、その姿を視覚障がい特有の行為と捉え、智くんがその手で、乗り物を走らせたり、楽器を鳴らしたり、私と手をつないだりしてほしいと願い、興味を抱きそうな玩具を並べ、あの手この手と働きかけていきました。が、智くんは一向にその手を止めませんでした。そこへ、奏《そう》くんがスッと智くんの隣に座り、同じように指を動かし、少したつと笑い出しました。その笑い声に呼応するように智くんも笑いました。私も吸い寄せられ、智くんの隣に座り手を動かしてみました。陽の光が指によって小刻みに遮られ、まるで光の万華鏡のようでした。智くんは光と遊んでいたのです。

智くんの穏やかな表情が、初めて私の目に飛びこんできました。視覚障がいというフィルターを通して見ていた私には、全く見えてこなかった笑顔に、胸が締め付けられる思いがしました。

智くんのお母さんは「重度の障がいがあるので、場違いかなと思いつつも、同年代の子どもたちが集う場所で過ごさせたくて、思い切って訪ねてきたのです」と、遠慮がちに話されました。

園庭の木の葉が薫風に揺れ、木洩れ日が注がれる窓辺にたたずみ、笑い合う二人と、消え入りそうなお母さんの声が、私の保育の原風景です。子どもやお母さんの言葉にならない声に耳を澄ませ心を澄ます保育を涵養に紡いでいきたいと智くんに誓い、今もって保育に浸っています。

②「なんだか嬉しくなっちゃった」——碧くんと友だちとお母さんと私たち

社会福祉法人蓮華会ひきえ子ども園（以下本園）は、岐阜市の南西部にあります。周辺は田んぼが広がり、晴れた日には伊吹山の稜線が見え、のどかな雰囲気が漂っています。〇歳児から保育を営み、定員は百六名です。

園目標は『彩色彩光（さいしょくさいこう）』。一人一人が自分の色を輝かせ、そして、それぞれの色と色が幾重にも重なり合って放たれる色の面白さ、彩りの美しさに、心躍らせる暮らしを織りなしていきたいという想いを込めています。

園目標に基づいた保育を営むにあたり、私たちは、エピソード記述を描き、読み解いていくことを軸に、かけがえのない「私」と「私たち」が紡ぎ合う保育を問い求め続けています。

私たちの通奏低音となっているエピソードをつづります。

エピソード1　「ここなら　あったかいよ」——感じ合う

　六月上旬に、田植えをしたときのことです。はじめは、恐る恐る田んぼに足を踏み入れた子どもたちですが、土の柔らかさと温もりに、心が解き放たれ、無心に土に浸って遊びだしました。その子どもたちに惹かれ、感覚が過敏で泥の感触が苦手な碧《あお》くんも、つい田んぼに入ってしまいました。ぬるっとした感触に、慌てて保育者の背中に飛び乗り退散しました。後日、保育者が、田植えの写真を掲示すると、碧くんはその写真に吹き出しを付けコメントを書きました。

　カエルのように跳ねる子どもたちの写真には「おもしろ～い」。慎重な面持ちで苗を植える姿に「ゆりな　たんぼうえたよ」。そして、慌てて退散する自分の写真

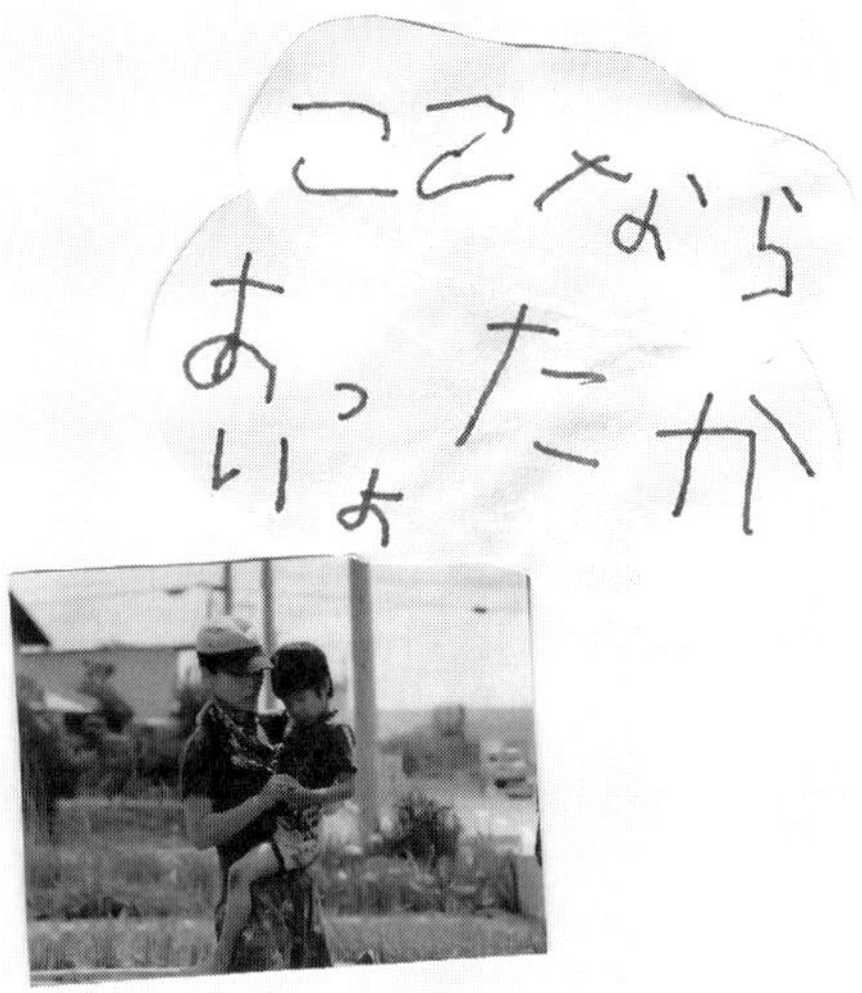

図1　「ここなら　あったかいよ」温もりが心に沁み入る

には「だめだー」。畦道で保育者にすっぽりと抱かれている写真には「ここなら　あったかいよ」と、コメントを添えました。

「ここなら　あったかいよ」の文字に碧くんの思いが溢れています。慌てて退散したときの碧くんの鼓動はとても速く、深く抱き寄せるうちに少しずつ呼吸が整い、二人の息が合ってきた頃に身体を預けてくれ、ずっしり重たく感じたことを、保育者はコメントを見て思い起こし、さらに愛しさが増したようです。子どもと保育者の色が重ねられ『互いの鼓動を感じ合う　あったかい暮らしを紡いでいこう』という碧くんからのメッセージが、私たちの心に届けられました。

エピソード2　「わからなくても　わかち合うことってあるんやね」——わかち合う

雨上がり。陸《りく》くんは、ぬかるんだ土に三輪車のハンドルを取られ、思うように進まないことも また面白いようで、力を込めてペダルを踏んだり、三輪車を手で押したりと苦戦しながら遊んでいました。

入園当初は、園のざわざわとした環境に馴染めず、耳に手を当てていることが多かったのですが、今はその手で必死に三輪車のハンドルを握っていることが嬉しくてたまりません。

程よい汗をかき、保育室に戻って椅子に座るや否や、陸くんは激しく泣き出しました。保育者は、何事かと驚きながら抱き上げました。陸くんは身体を反り返らせ左右に大きく振り、足をばたつかせて泣いていましたが、どうして泣いているのか、周りを見渡しても皆目見当がつきません。保育者はさらに深く懐に抱き寄せました。次第に泣き声が小さくなり身体の力が抜け、保育者に全身を預けるようになったとき、保育者は陽だまりのテラスへ移動し腰を下ろしました。

「わからへんで、こんなことしかできなくて、ごめんね」と陸くんの身体を強く引き寄せ背中をさすっていました。友《とも》くんが駆け寄ってきて「りっくん涙ふいて。ぼくね、りっくんの涙ふくためにハンカチ持ってきたんだよ」と差し出しました。遥《はるか》ちゃんたちも「私のも使って」、「うちのも」とポケットから取り出しました。たちまち保育者の膝の上にハンカチの山ができました。圭《けい》くんが「俺のはレンジャーやから強くなれるよ」と乗せると、ハンカチの山がパラパラと崩れました。その様を見て、陸くんが声を上げて笑いました。陸くんの笑い声に、みんなの顔もほころび笑いました。保育者も笑いました。

陸くんの思いをわかってあげられないもどかしさに、「わからへんで……ごめんね」とつぶやく保育者の素直さに、私は心打たれました。慈愛に満ちた二人の光景が、周りの子どもたちを引き寄せ、笑いの渦が生まれたのでしょう。

見守っていた私も、ずっとそこに身を置いていたいと思うほどでした。同時に「こんなことしかできなくて……」と保育者が、何かもやもやした思いを感じていることも気にかかりました。

保育者は、陸くんの保護者を通して渡された医療機関からの資料に書かれている診断名や、検査結果の所見に述べられている視覚優位・生活スキルなどの文言に、何か障がいを克服するための特別な支援をしなければという思いに駆り立てられ、もやもやしたようです。この思いは他の保育者らも感じることがあったようで、保育と療育は違うのだろうかと疑問が投げかけられました。

障がいについての学びに自信が持てない不安に対し、障がいの特性を知ることはもちろん必要なことではあると思います。実際、陸くんは、音に過敏な一面があり、このときも、ヘリコプターが園の上空を回旋していたため泣き出したのではと思われます。特性を知り環境的な配慮をすることは大切な支援であると思います。が、一方で、特性から子どもを見ることは、その子のありのままの思いを見落とし、行為を障がいゆえの行為と捉えてしまうのではないかという意見も出されました。保育者は「ヘリコプターの音と思うと、余計に切なくなる……」とつぶやきました。私はこのつぶやきこそが大切だと思っています。不安に怯える陸くんのために、自分にできることはないかと心砕く思いこそが陸くんとの信頼感を築いていくと考えます。

人が育つ営みに変わりがあるわけではなく、陸くんの心が解け身体がほぐれていく機微に触れ、肌を通して思いを分かち合う営みこそ最良の支援であり、私たちが至福の喜びを感じるときでもあります。

さらに、特別な支援ってどんなことなのだろうと、保育者間で話が進んだときに、隣のクラスの保育者が、「相談機関から、生活の構造化の一つとして日課表の提案を受け、響《ひびき》くんがわかりやすいようにと、朝の身支度の手順や教材、遊具の場所を写真カードで表示し環境を整えたところ、子どもたちは、目で見て確かめることもできるのでわかりやすく、その手順で進めていたの。けれど、ひと月ほどたった頃、子どもたちが『今日はトイレを一番にしよう』と、自分たちで写真カードの順番を変え、鞄を肩にかけたままトイレにみんなが並び出して。さらに『次は服脱いでってことね』と友だちのかけ声でみんなが一斉に服を脱ぎ、笑い合って。肝心の響くんは、写真カードには関心を持たず、カエル取り名人の愛《あい》ちゃんの姿を目で追ったり、誘いかけに乗ったりして、朝の身支度を整えていたので、カードを外したの」というエピソードを語りました。

カード表示は、生活の滑り出しには一役買ったようです。混乱なく動くことも大切ですが、床に座りながら愛ちゃんを目で追う響くんの、目には見えない心の動きに意味があります。保育者は、さらりとカエル取り名人と話しましたが、このひと月の間、響くんの「もっといっぱいカエルが欲しい」という思いを受け、愛ちゃんを連れ立って用水路に出かけていました。自分の好きなことに寄り添い、思いを叶えようとしてくれる保育者と、大好きな愛ちゃんとの関わりを糧に、響くん自ら暮らしを紡いでいこうとすることが、保育における特別な支援なのではないかと話が深まっていきました。

かけがえのない「私」と、「私たち」が、共に暮らしを紡いでいこうとするからこそ起こりうる、思いがわからなかったり、ぶつかったり、すれ違ったり、思いがけないところで意気投合したりする互いの心の動きに寄り添い、思いをわかち合う営みを重ねていきたいと考えました。

また、「わからへんで……」という思いがあるからこそ、相手の思いを推し量り想像を巡らせ暮らしをつくっていこうとするので、よりしなやかなつながりが育まれると思えます。「わからなさをわかち合おう」と、話が結ばれました。

次の日、陸くんのお母さんが「先生ありがとう。親の私でもわからへんことばっかりやのに、うちの子が先生に甘えているのを見て、みんなが駆け寄ってくれているのを見て、何か変な言い方だけど『わからなくてもわかち合えることがあるんやなぁ』って思えたの」と話され、この言葉に、私たちは背中を押してもらいました。

　それにしても、「りっくんの涙をふくために」と、なぜ泣くのかではなく、泣いている今に、寄り添う子どもの心眼に脱帽です。子どもに学び、丁寧に暮らしを紡いでいきたいと思います。

エピソード3「心がまぁるくなるの」――お互いさま

　運動会も終わり秋風が爽やかに感じられるようなった頃。五歳児杏《あん》ちゃんは、このところよく恵《めぐみ》ちゃんの歩調に合わせて歩き、時折にっこり見つめ合い寄り添って過ごしています。「恵ちゃんと仲良しね」とさり気なく声をかけると「うん。恵ちゃんといると、心がまぁるくなるの」と微笑みました。どうやら一輪車が乗れずその波に乗り遅れ、杏ちゃん自身が自分にもどかしさを抱いていることが、私に伝わってきました。そのモヤモヤ感が、恵ちゃんの心赴くままに歩く自然体に包み込まれ、杏ちゃんの心がまるくなるのでしょう。恵ちゃんに寄り添いながら、自分の心を休め自分に向き合い力を蓄えた杏ちゃんは、黙々と一輪車の練習に励むようになりました。以前のような、早く瞳《ひとみ》ちゃんに追いつきたいという思いではなく、ひたむきに自分に挑んでいるかのようです。

　ともすると、私たち保育者や大人、クラスの子どもたちが、いかに恵ちゃんを支え育てるのかに目を向けがちですが、決してそうではありません。明らかに杏ちゃんの背中を押したのは恵ちゃんであり、お互いが支え合い育て育てられていることを実感しました。子どもや保護者と心を通わせ、思いをわかち合い、お互いさまと微笑み合う暮らしを奏でていきたいと考えています。

エピソード4 「すずくの続きは?」――互いを感じ合う

通奏低音にのせ、碧くんと友だちと保護者と共に奏でた暮らしをつづっていきます。

碧くんは、三歳のときに自閉症スペクトラムと診断され、児童発達支援センターを経て、本園の四歳児クラスへ入園しました。場面の切り替えがスムーズにいかずに引きずることがあり、大人の支援を要するということでした。初めてのことに出合うとき、思い通りにいかないとき、うまくできないときというのは、みんな（大人も含め）立ち止まり、つまずき崩れていくことが多々あるように思えます。ただそれを引きずる時間が長くなると、生活のしづらさにつながるのではないかと思っています。

そこで、碧くんが、存分に好きなことができるコーナーを、みんなが行き交う保育室の中央に整えてみました。「わっせ、わっせ、わっせ」、「燃えてきたぞ」、「すずく（つづく）」と、お気に入りの絵本のフレーズを言いながら、毎日無心に絵を描き続ける碧くん。周りの子どもたちも通りすがりに碧くんの描く絵を見て関心を寄せ、それぞれ自分のペースでその場に入り描き始めました。保育者も、さり気なくそばに寄り添い、紙やペンなどの画材を整えていったので、ちょっとしたアトリエのような雰囲気が漂いました。よく一緒に描いている萌ちゃんが「あおくんって、めっちゃ先生のこと好きやよね」、「だってさぁ、いっつも先生とおんなじ鉛筆使っとるもん」。言われてみると、同じ絵柄の鉛筆を使っていました。さながらの生活の中で、ごく自然に親しみが深まってきたことを嬉しく思いました。好きな遊びに浸って過ごすことが、碧くんにとってはもちろんのこと、周りの子どもたちにとっても居心地のよい空間をつくり上げることへとつながりました。

何より、萌ちゃんがよく見ていることに驚き、「碧くんって絵が好きやよね」と声をかけると、周りの子どもたちからも「字も書ける」、「絵がうまい」、「絵に触ると怒る」、「怒るとアーと泣く」、「顔がかわいい」、「給食は食べへん」と、いろいろな碧くん像が湧き出てきました。居心地のよい空間が保障されたことにより、周りの子どもたちが、碧くんを感じる暮らしがそこにあります。圭くんの「すずくの続きは？」に応えるかのように、毎日絵のキャラが増えていくことから、碧くんも、周りの子どもたちを感じる暮らしがそこにあったことに大きな意味があると思えます。

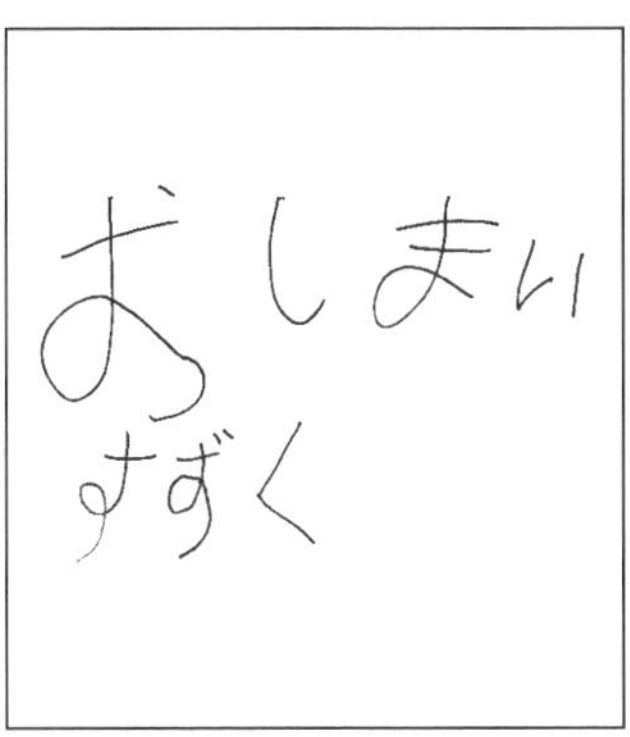

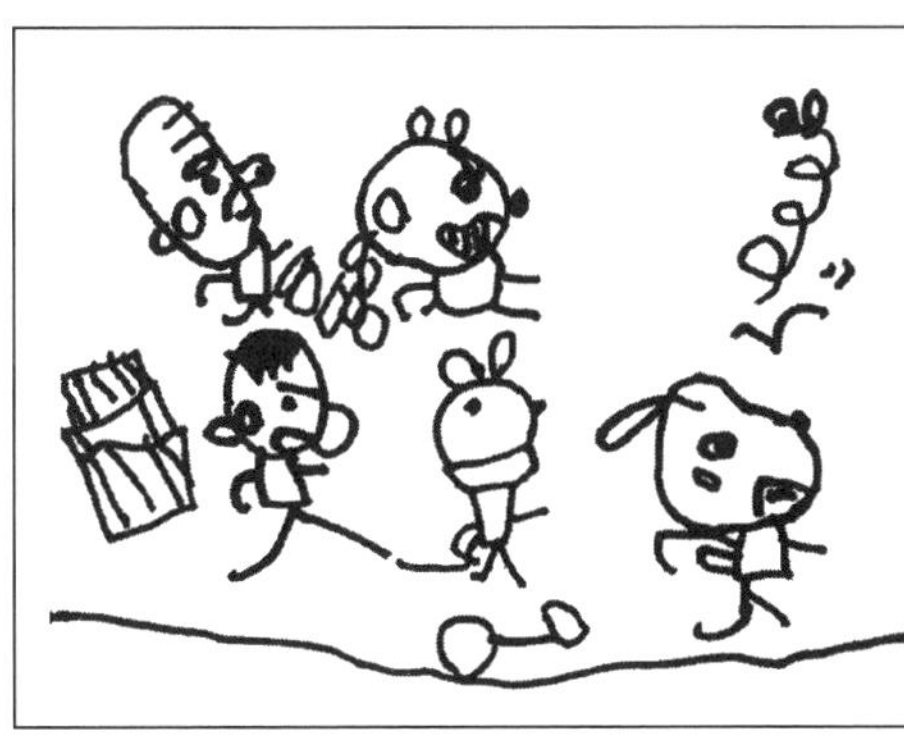

図２　「紙芝居マラソンスタートします」碧作

子どもたちの子どもたちなりの碧くんを尊重し、碧くんと保育者のつながりと、碧くんの好きな遊びを糧に、その子の持ち味を生かした働きかけを大切にしながら、かけがえのない「私」と「私たち」の暮らしを紡いでいきたいと思っています。

エピソード5 「ラブタッチ」——程よい間合い

梅雨の走り。子どもたちは、ヨモギやマリーゴールドなどいろいろな草花を使って色水ジュース作りを楽しんでいます。ヨモギの香りが一面に広がり心が凪ぎます。冷たくなった子どもの指先を、私の頰に当てると互いの体温が溶け合い心も温かくなります。この穏やかな雰囲気が気に入ったのでしょうか。それまでずっと絵を描いていた碧くんが、ふっとテラスに出てきて、クラスの女の子の頰に触りました。触られた女の子は突然のことに「碧くんが叩いた」と驚きました。「ごめんね。いきなりでびっくりしたねぇ」と、やんわり間に入りましたが、碧くんから友だちに働きかけたのは初めてのことであり、私たちの心が踊りました。「遥ちゃんのこと好きみたいやねぇ。ラブタッチやね」と、碧くんの思いを察し子どもたちに伝えていきました。

ラブタッチは毎日続き、子どもたちは驚くものの屈託なく笑う碧くんにつられ笑い合っています。時に気持ちが高揚して、抱きついたり、髪を触ったり、手を握ったりすることもあります。力の加減が難しく、子どもにすると、いきなり押されたり、髪を引っ張られたり、手を嚙まれたりという感じになってしまいます。そのたびに、私たちは、碧くんの人への思いが募っての行為に、

「ごめんね、光《ひかり》ちゃんのポニーテールに触りたかったんかな？」と間に入りました。触る前に、相手の顔を覗き込んだり、名前を呼んだり、「ラブタッチ」と声をかけると、温かいひと時が過ごせるのではと思いつつ間を取り持っていました。すると、「ポニーテール」という言葉が、子どもたちのツボにはまったようで、碧くんが触りに来るような気配を、子どもたちのほうが察して、「私のポニーテール触っていいよ」、「あっしまった。今日はツインテールにしてまった」、「ツインテールでもいい？」と、子どもたちのほうから言葉で碧くんに話しかけています。その柔らかい言葉の響きがとても心地よく、その言葉の響き通りに碧くんはそうっと触るようになりました。碧くんと子どもの間に「ポニーテール触ってもいいよ」という合言葉と程よい間合いが保たれるようになりました。

言葉で制したり、諭したりするのではなく、言葉で包み込むことの大切さを子どもから学びました。また、お互いさまと思いつつも、気がつくと碧くんが変わることを求めてしまっていることに気づかされました。子どもたちのほうが、「私」と「私たち」の関係において折り合いをつけていくことを知っています。またしても脱帽です。

エピソード6 「社会デビュー」——お母さんに支えられて

「ラブタッチ」は、子どもたちからばかりではなく、保護者からも学ぶ機会となりました。
保育者は、碧くんと唯《ゆい》ちゃんが「ラブタッチ」と頬を触っている光景を、微笑ましく思い目を細めながら保育室の片づけをしていたら、唯ちゃんの激しい泣き声が聞こえました。振り向くと、碧くんが唯ちゃんに覆いかぶさり手の甲を噛んでいました。頬を触るから髪をなでる（引っ張る）という行為となり、唯ちゃんが驚いて、碧くんを払いのけたようです。

降園時に、唯ちゃんのお母さんに状況を話し謝罪しました。「お互いさま。うちの子も叩くことあるから」と大らかに受け止めてくれました。通院のため帰りを急いでいた碧くんのお母さんには、碧くんの世界の広がりであり、噛むということも育ちの過程であることを伝えたかったので、月曜日に懇談するための時間を空けてもらうこととしました。

しかし、土曜日に、唯ちゃんのお母さんは、相手方から謝罪がないことに憤慨した父の手前、園を介さずに、碧くんのお母さんに電話を入れました。碧くんのお母さんは、寝耳に水だったにもかかわらず、唯ちゃんのお母さんの話から状況を受け止め、気丈に対応し、唯ちゃんのお父さんの理解も得られました。

碧くんのお母さんの思いも推し量って、後日にしたはずが、かえってお母さんを傷つける結果となりました。月曜日には、唯ちゃんのお母さんも交えて三者で懇談を行いました。「先生、先手必勝でいかないと」と、対応が後手に回ったことをユーモラスに交わすほど、和やかに子育て談義に話が弾みましたが、碧くんのお母さんの胸中を思うととても心苦しかったです。

帰りがけに碧くんのお母さんが、そんな私の思いを察してくれたのでしょう。「社会デビューということですね。皆と生活しているからこそ起こりうること、逆に言うと、碧が社会の一員になれたということ。親の私も。ちょっとびっくりしたけど、どんなときも碧を悪く言わない、信頼できる先生たちのもとでデビューできてよかったです」と、声をかけてくれました。ただただお母さんの気持ちの寛さが心に沁み入りました。

後日クラス懇談会にて、お母さんは、碧くんの生い立ちと碧くんへのあふれる思いを語りました。「碧くんのお母さんのお話を聞いて、子どもを授かったときの感動を思い起こしました」と、他のお母さんがしみじみ話されたことも心に残りました。

このことをきっかけに、本園に在籍している発達障がいと認定されたお子さんの保護者の方々と、とりとめのないおしゃべりをする機会を多く持つように心がけました。

碧くんのお母さんは、社会デビューとは言ったものの、また噛んでしまうのではという不安に押しつぶされそうになり、お母さんが登園拒否になりそうだったと、数か月たってから話してくれました。それでも、毎日通えたのは、保育者の、噛むという行為を肯定的に受け止め、周りの子どもたちを交えて考えてくれている、揺るぎない思いに支えられたからだそうです。

おしゃべりの合間に語られるお母さんたちの本音に、考えさせられることが多々あります。こうして、とりとめもなく話を続けることにより、お母さんたちや私が、心を回復させたり、新たな価値観を見出したりしていくときを重ねることに意味があるように思えます。地面が温かくなり、雪が解け、雪割草の蕾がほころぶようなつながりを深めていきたいです。

エピソード7 「ガブしたいです」
——自分の心を律するとき

言葉の響きに敏感な碧くんは、一枚の紙を段折りにし、「ぼうし」と文字と絵を描きました。折り込みを開くと、「うし」の絵が見える仕掛けになっています。「まぶたとぶた」、「いるかといか」など、碧くんが編み出した言葉遊びは面白く、たちまち子どもたちの間に広まり、碧くんの周りは黒山の人だかりになりました。子どもたちは「さいふとさい」などと、言葉を見つけては得意になって披露し合っています。言葉につまると「あおくん、他は？」と尋ね「あしかとしか」と碧くんが無造作に応え、言葉が飛び交い遊びに興

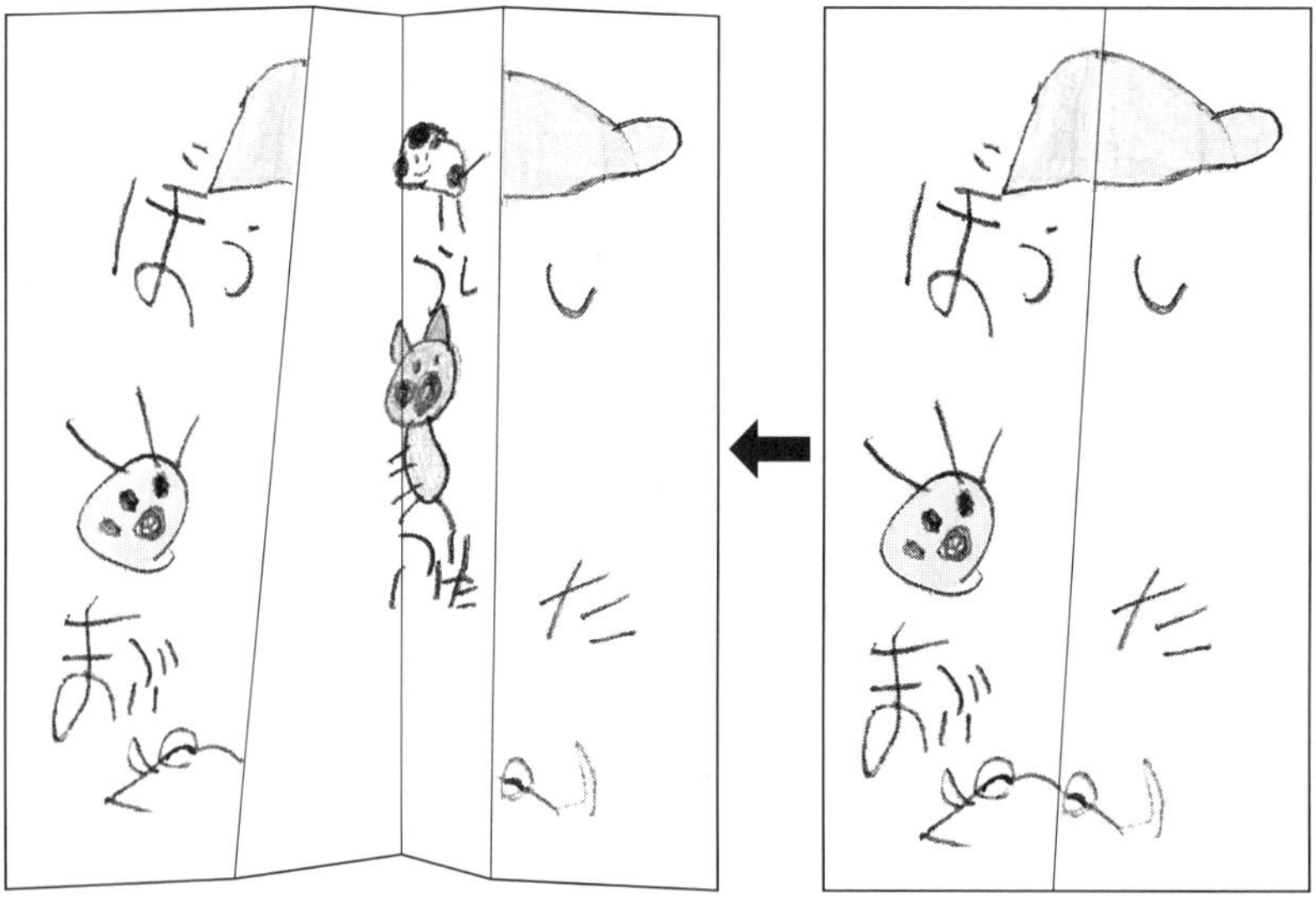

図3　「ことば　かくれんぼ」ゲームクリエイター碧作

じています。

本当に子どもは遊びを生み出す天才で、私たちは到底かないません。だからこそ、子どもたちが、心や身体で見つけた不思議や驚き、面白さ、悔しさ、もどかしさと、その子の持ち味を丁寧にたおやかに紡いでいきたいと思いながら、私も碧くんに負けじと「すいかといか」など言葉を必死に考えていきました。

すると突然「ガブしたいです」という碧くんの叫び声が聞こえました。碧くんの紙に圭くんが横から絵を描いたのです。仁王立ちし拳を握り身体を震わせて「ガブしたいです」とまた叫びました。相手を噛みたいくらい怒っている気持ちが伝わってきました。「ガブしたい」と言葉にすることで自分を律する姿が、いじらしくも痛々しくも感じられ、思わず「そんなに踏ん張らなくても……」と抱きしめたくなるほどでした。

碧くんが、自分で自分を律した背景には、ありのままの自分を受け入れてくれる保育者への信頼感と、碧くんが自分なりの遊びに存分浸っているという感覚と、周りの子どもたちとつながりを持って遊んでいるという感覚を実感したからではないでしょうか。自律という大きな一歩を、しっかり支えていきたいです。

エピソード8 「ごめん」――さまざまな気持ちが交差するとき

穏やかな秋日和が続く頃。碧くんは、一人の女の子が気になるようになりました。楓《かえで》ちゃんの歯ブラシやコップなどを全部持っていき、園庭や裏庭に投げてしまいました。なぜ楓ちゃんのものを投げるのか、楓ちゃんに関心があるのか、どのように手を添えていくといいのだろうかと思案していました。楓ちゃんをレストランから追い出そうとしたり、楓ちゃんの給食が並ぶと手で床に払いのけたりと、執拗に楓ちゃんの嫌がるようなことを行うことが続きました。碧くんの行動の意味は何だろうとみんなで探りました。「かえちゃんのこと好きやからやなぁい。だってかえちゃんのばっかりやもん」という子どもたちの言葉に救われた思いを感じながら、思いを巡らせていました。そんな折、たまたま雑誌の付録に節分のお福さんのお面が付いているのを見つけた碧くんが、「いやぁー、だめぇー」と叫び、そのお面をビリビリに破って捨てました。そして、同時に楓ちゃんのタオルも取って捨てました。楓ちゃんは、色が白く下膨れの平安美人タイプで、おふくさんと顔立ちが重なりました。だから碧くんからみると、ちょっと表情が読み取りにくく怖かったのかもしれません。そのことがわかった私たちは、楓ちゃんと手遊びやわらべ唄遊びをして笑いこけたり、絵本を見て怒ったり、驚いたり、泣きまねしたりと、楓ちゃんのいろいろな表情を、遊びの中で、さり気なく保育者の肩越しに碧くんが感じられるようにしていきました。時には、保育者と三人でくすぐりごっこや碧くんが作った言葉遊びゲームなどを楽しむようにも心がけました。でも、物を投げるという行為はすぐにはなくなりませんでした。碧くんのお母さんも気をもみ「かえちゃんのこと気になるみたいやけど、言葉で自分の気持ち言えなくって。ごめんね。泥んこになっちゃったタオルとおばちゃんのタオルと換えっこしてくれるかなぁ」と、楓ちゃんが喜びそうなピンクのタオルと交換して、楓ちゃんが嫌な気持ちを抱かないように心を配ってくださいました。が、とうとうタオルを便器の中にわざわざ入れて水を流し、トイレが詰まり大騒ぎになってしまいました。そのとき、保育者が「タオルを流されてしまったかえちゃんのことを思って。大事なものを流されて、悲しいよ」と涙を流しながら訴えました。信頼を寄せ、拠り所にしている保育者の初めて見る涙は、碧くんの心にどっしりと響いたのでしょう。碧くんは、しばし呆然と立ち尽くしていましたが、「ごめん」と紙に描いて、楓ちゃんのところに持っていきました。

　この日を境にぴたりと物を投げることはなくなりました。保育者の本当に深いさまざまな思いが、碧くんの心を動かしたと思えます。

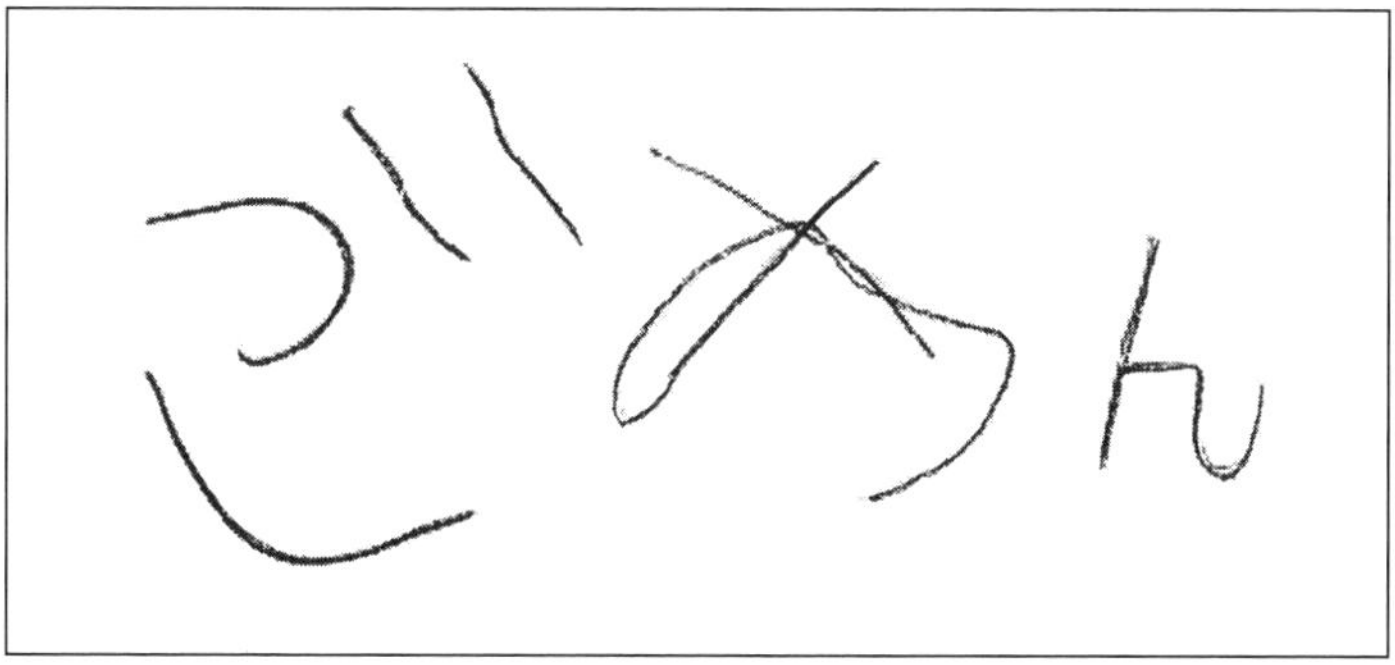

図4　「ごめん」心が動く

碧くんのゲームクリエイターとしての才能はさらに発揮され、「いらないピースはどれ？」、「こんなのいやだシリーズ（割れない卵はいやだ・逆さに開く傘はいやだ）」など、どんどん面白いゲームを創り出していきました。みんなが、碧くんの前に並び、ゲームを買っては遊び、また並んで次のゲームを買うことを繰り返し遊びこんでいきました。もちろん楓ちゃんもその中の一人です。「あおくんがいてくれると、なんだか嬉しくなっちゃうね」と圭くんがつぶやきました。

「怖い」という碧くんの思いは全く想像できませんでした。私たちが推し量れる以上に不安に感じることを抱えているのかもしれないと思うと、ますます、自分たちの概念で見ようとするのではなく、見えない碧くんの世界を包み込めるような私たちでありたいと心から思いました。

「ごめん」という三文字に表わすまでに費やした碧くんの思いを大事にしていきたいです。

エピソード9 「いただきます」――気持ちを整える

私たちが、碧くんとの暮らしの中で一番心を痛めたのは、噛んだり物を投げたりとかそういうことではなく、碧くんが、食べることに興味がないことでした。

本園では、アレルギーの除去食に加え、感覚過敏・身体的状況などによって食に偏りがある際も代替食を用意し、個に応じた対応を考えていきます。

碧くんが、ご飯（白米）しか食べないときはご飯を多めに用意しました。そのご飯もピタッと食べなくなることもあります。イチゴだけが毎日続くこともありました。ジャガリコ（菓子）、素うどんなどと、どんどん変わっていくので、それに応じて振る舞えるようにしていきました。お母さんは「うちの子だけ……」と恐縮して見えました。また、「あおくんだけ特別と思われませんか？」という質問が参観者からもありましたが、そんなヤボなことはありません。むしろ子どもたちのほうが心の目が曇っていないので、ただ単にわがままで好き嫌いをしているのではないということを、よくわかっています。給食が並べられると、「これおいしいのにね。から揚げ、あおくん食べられへんでかわいそうやねえ」、「これはどうやろう？このきゅうりならいけるんじゃない」というように、子どもたちも一緒になって心配していました。

　十一月頃。碧くんが、テーブルを囲んで、動物たちがいろいろなごちそうを食べている絵を描くようになりました。そして、「いただき

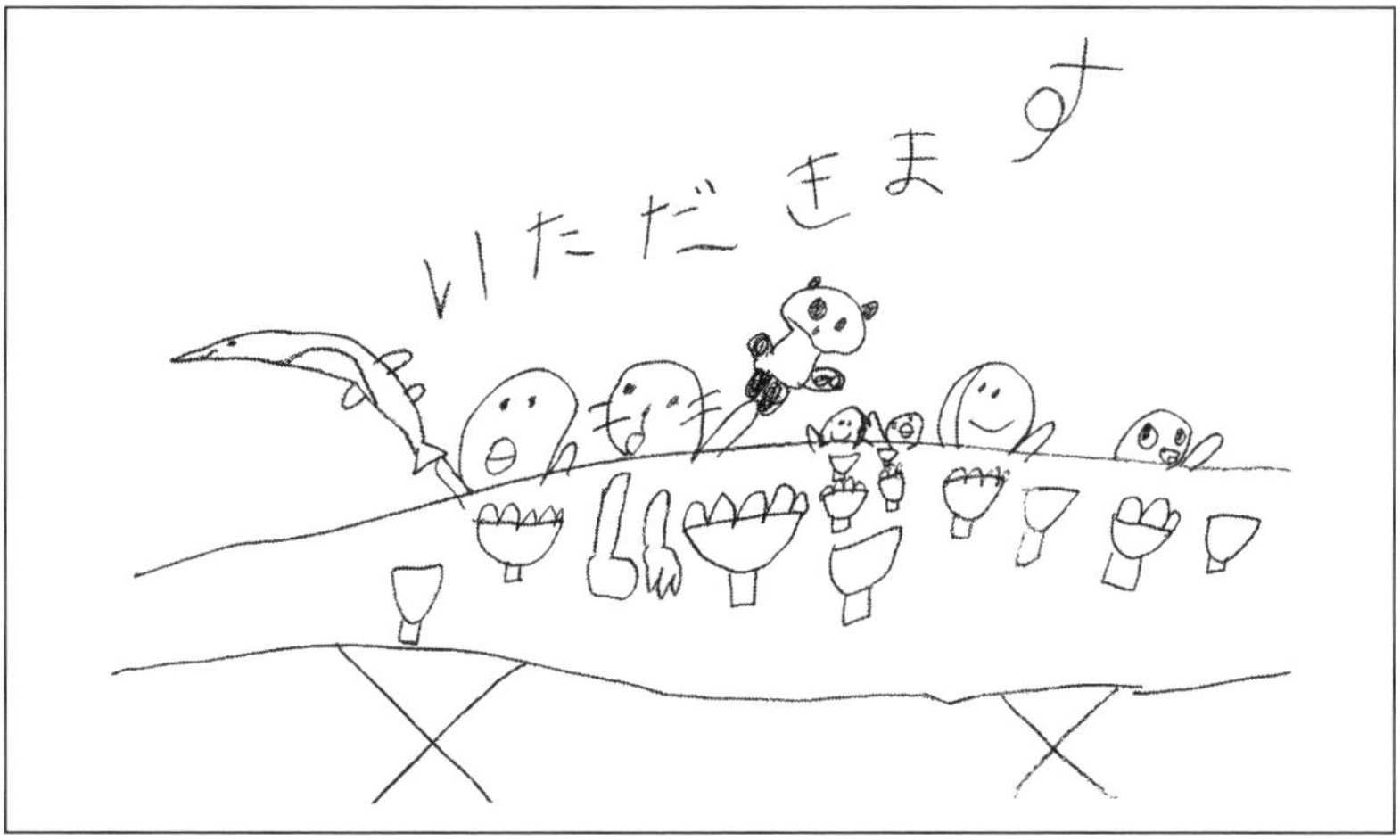

図５　「いただきます」心に落ちる

ます」と吹き出しを書きました。

この絵を描いてからは、みんなと同じように給食の席に座って、給食の中の一品を食べるようになりました。

みんなとザワザワ、ワイワイ、ガヤガヤという雰囲気の中で食べることや、給食を作る匂い、見慣れないおかずなど、やっと碧くんの身体の中に落ち、食べるという気持ちを「いただきます」と書き表したのではと、感慨深かったです。

さらに、碧くんは、自分が描いた絵を給食室の窓に貼りました。「コックさんがつくってくれてます」と言葉が添えてあります。食べる楽しみが高まったようにも、「食べるよ」という碧くんなりの覚悟のようにも思えました。

小学生になった今、給食は残さず食べているそうです。お母さんが「あのときに無理強いしないで、食べることは楽しいことやと貫いてくれたからこそ、今があるのだと思っています。先生ありがとう」と、報告に来てくれました。すごく嬉しかったです。

エピソード10「くっついちゃった」――共に創りだすとき

伊吹おろしを背に受けて、全員の凧を連ねて揚げようと糸を引く子どもたちと、寒風にさらされながらも固唾を飲んで凧が揚がる瞬間を見守る子どもたちの一体感に身体が熱くなります。

この時期には、例年保護者の方を招いて「イロトリドリの会（発表会）」を開いています。劇や音楽、日頃培った技を披露したり、保護者と触れ合い遊びをしたりします。

劇の演目を何にしようかと話し合っているときに、「じごくのそうべいは!?」など、それぞれ好きなお話を挙げました。保育者も「ほら、凧のときみたいにみんなが連なっていく感じがいいなぁ」と思いを言うと、子どもたちも「じゃあ、大きなかぶみたいに引っ張るのは?」、「でも、紬《つむぎ》は王女さまになりたいし……」と、あれこれ意見が出ました。なかなか結論が出ず考えあぐねていたときに、碧くんが「金のガチョウ」と弾んだ声で言いました。その調子に惹かれ真《しん》くんが「やっぱり。おれもそう思っとったんやて」と同調し、全員一致で決まりました。

碧くんは、金のガチョウの模型が

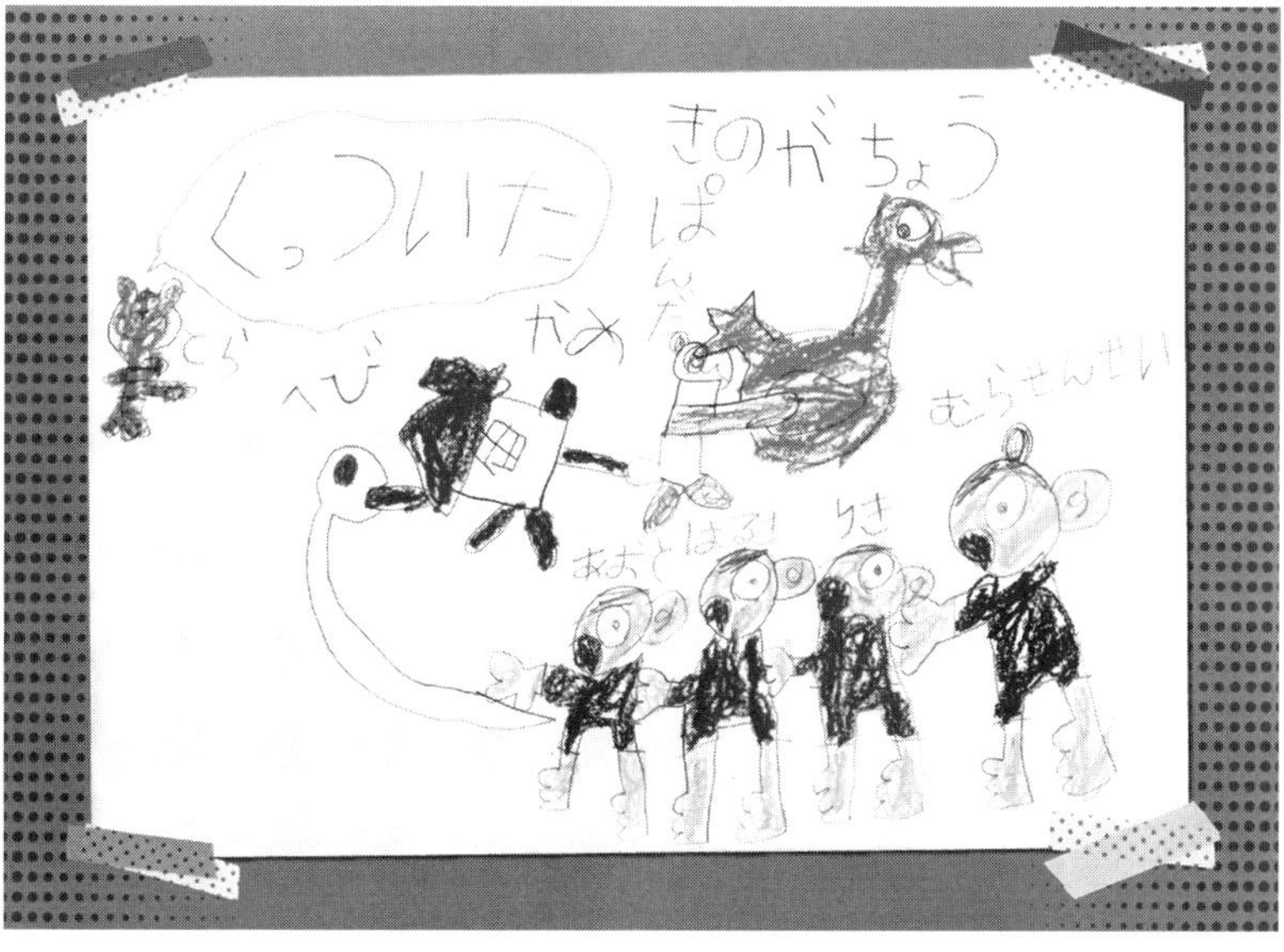

図6　「くっついた」心と心がつながる

すっかり気に入り、劇の練習の最中ハンス役になって木を切り、中からガチョウを取り出しては、そのガチョウを持ってどこかに行ってしまいました。劇は中断せざるを得なく、見ていた私が、碧くんを呼び戻そうとしたときに「あおくん少ししたら来るって」と華《はな》ちゃんが私を制しました。みんなも肩の力を抜きながら碧くんを待っています。保育室でガチョウの絵を描いたり粘土で作ったりしたら、必ず戻ってくることを知っているから待てるのでしょう。ところが、今日はなかなか戻ってきませんでした。私が、言葉をかけようと身を乗り出したときに、華ちゃんが、あたかも金のガチョウを持っているかのようなしぐさで「くっついちゃった」と台詞を言って場面を展開させていきました。決められた通りに行うのではなく、相手の状況を察して、自分なりに考えてつくり上げていこうとすることが、人と共に暮らすことであると、華ちゃんや子どもたちに教えられました。

会の当日も、案の定碧くんは金のガチョウをもって舞台袖へ消えていきました。その後ろ姿を目で追いながら、華ちゃんが、金のガチョウの帽子を被り舞台に登場し「くっついちゃった」と大勢の子どものたちの先頭に立って進んでいきました。途中から「くっついちゃった」と碧くんが仲間入り。少し甲高い碧くんの声が、さらに劇に旨味を添えていきました。

ごく自然に関わり合って暮らす背景には、保育者に、碧くんを軸に、子どもたちがつながり育ち合っているという実感と強い思いがあるからです。そして、発表会でいえば、動物が主役でリズミカルな繰り返しの多い台詞が碧くんの興味を惹くこと、碧くんが行き来できる場所が整えられていることで、碧くんのペースで緊張をほぐし気持ちを調整しながら参加できること、ガチョウの模型のほかにガチョウの帽子やお面を用意しながら、子どもたちの考えに柔軟に応じていこうとする奥行きがあることなど、みんなが楽しめるエッセンスを、さり気なく振りかけている保育者のきめ細やかな伏線があればこそと思えます。暮らしを下支えするしなやかな保育を紡いでいきたいです。

3 「ひらみつおばけ」――他機関との連携

発達障がいのある子どもたちと居心地のよい暮らしを紡いでいくためには、行政機関・児童発達支援センター・児童相談所・地域保健センターなど他機関と連携し、ネットワーク作りを行っていくことも大切な支援となります。

連携を深めていくにあたって、大切にしなければいけない視点に気づかせてくれたエピソードを挙げます。

お母さんは、修《しゅう》くんが「思い通りにならないと怒って暴れる。興奮して大声を張り上げたり、走り回ったりする」ことが気にかかり、三歳九か月のときに、発達相談センターへ相談に出向きました。発達検査の折、相談員に「名前は」と聞かれたときに「ひらみつおばけ」と答えたそうです。後日渡された資料にも「言語・社会面では、名前を聞くと『ひらみつおばけ』とはぐらかしてしまいます。また、帰り際に『今日がんばったね』と声をかけると『がんばってないわ』と言い返す様子も見られ、なかなか素直に言葉が受け入れられない一面と、人と接することの苦手さが感じられました」と記述されていました。お母さんは、「名前は言えるのだから、もう、せめてできることくらいはちゃんとやってほしかったわ」と落胆して見えました。私たちは、お話を伺い、資料を見せていただき、逆にとても嬉しい思いがしたのです。それは、修くんのクラスでは、お化けごっこが大流行で、それぞれが、お化けの絵を描き、ペープサートにし、「やまだおばけ」、「たなかおばけ」、「みっくんおばけ」と命名して、お化け劇場を演じたり、鬼ごっこをしたり、コンビニエンスオバケをしたりして遊んでいました。

ですから「ひらみつおばけ」と伺ったときには、はぐらかしたのではなく、修くんの日常がこぼれ落ちたのであり、検査を受ける緊張感・不安感を「ひらみつおばけ」と言うことで、修くんなりに和らげ臨んでいたのではないかと感じました。修くんの中に園での暮らしが息づいていることを実感し心が弾みました。

このことから、連携を深めていくにあたっては、お互いの立場を尊重し、さらに、その子の暮らしを想像し、「私」と「私たち」が共に暮らしを紡いでいることを軸に考えることが重要だと思われます。

佑《たすく》くんのお母さんから、次のような話を聞いたことがあります。

「年少時に療育施設に通級しており、先生たちも優しく子どもと接してくれていましたが、次第に母親である私自身が違和感を覚えるようになり、数か月でやめてしまいました。その理由は、常に子どもを定型発達と照らし合わせ『本来の月齢からすると○○ができるはずだけど、まだなので今度はこういう働きかけをしましょう』という姿勢に、障がいを克服するための援助と感じたからです。違和感を覚える私のほうが甘いと受け取られがちでしたが、そういう思いを持った大人と接することにより、子どもが劣等感を植え付けられていくようで、母親としてやめさせたほうがよいと思ったのです。目の前の我が子ではなく、障がい児の佑として見ることは、無意識に子どもや親を傷つけていることにはならないのでしょうか。」

お母さんのまっすぐな問いに、ずっしりと胸を衝かれました。保育というより、人として人と共に生きることの根幹を揺さぶられた思いです。お母さんの問いを、いつも私自身が自問自答し、その思いに応えられるように、丁寧に暮らしを紡いでいきたいと心に刻み込みました。

また、こうしたなかなか言葉では言い表せない保護者の方々の思いを踏まえながら、関係機関とのつながりを深めていきたいと感じました。

④ おわりに──「大丈夫」

卒園式の前日。陽《よう》くんが、私の膝に座り、私のマスクを触りながら、上目遣いで顔をちらっと見て「大丈夫」と言いました。二週間ほど前に、陽くんもお母さんもインフルエンザに感染し、薬の服用ができず高熱が続いたときと重なり「大丈夫」とマスクをしている私をいたわってくれたのでしょうか。

もう一度「大丈夫」と声をかけてくれました。一瞬だけ目が合ったそのとき、私は、別れの寂しさが一気に押し寄せ涙が溢れてきました。「大丈夫」、「大丈夫」──やまない雨はないよと言わんばかりに、陽くんが私を包み込み支えてくれているような感覚を覚え、陽くんからはなむけの言葉を贈られました。

陽くんは、三歳時に自閉スペクトラム症と診断され、児童発達支援センターを経て、三歳児の九月より本園に在籍し、今年巣立っていきます。機関車トーマスや電車が好きで、レールを組み立てたり、ブロックで電車を作ったりして遊んでいます。園内のどこにそれらが置いてあるかがわかっているので、部品が足りなくなると、そのクラスに行って調達してきます。

○歳児クラスに出向くと、人見知りが始まり陽くんの顔を見ると固まり泣いてしまう子もいます。その雰囲気が息詰まりなのか、○歳児が昼寝をしている頃合いを見計らって再度出かけます。

一歳児クラスでは、自分たちがやっと乗れるようになったキャスター付きの乗り物を、陽くんがすいすいと乗りこなすのを見て、憧れを抱き、子どもたちのほうから陽くんに電車を差し出しています。二歳児クラスでは、「ダメー。笑《えみ》の」と力づくで阻止をし、時には、陽くんを叩いたり引っかいたりすることもあります。陽くんがやり返すことはほとんどなくほとぼりが冷めた頃に取りに行きます。三歳児クラスでは、「陽くんが持ってった」と怒り、けんかしつつも、陽くんが組み立てる電車や街並みに関心を寄せ、背中合わせで作っていることもあります。「陽ちゃん、お休み？」と陽くんが保育室に来ないと気になって、五歳児クラスに見に来たり、「陽ちゃんのチケット！」と電車ごっこの切符を作ったりして遊んでいます。四歳児クラスでは、陽くんがブロックの部品を取りに来たことはわかっていますが、あえて見て見ぬふりをして関わらないように、自分たちの遊びを続けています。五歳児クラスでは、陽くんの電車スペースが確保されており、陽くんの素振りから陽くんの気持ちを察して、見守ったり、代わりに必要な物を集めてきたりすることもあります。

このように、多様な関わりが繰り広げられる子ども園での暮らしは、子どもが育つ環境として最良であると思えました。保育者の想定する枠を超えて、「私」と「私たち」が真正面から向き合い紡がれる物語は面白く、そこに育ち合いがあります。私たちも、それぞれの思いが行き交うその時その時に心を揺さぶられて、共に一ページを刻むことができることに喜びと生きがいを感じています。

三月中旬なのに初夏のような陽気。三歳児が、砂場でせっせと大きな穴を掘り、水を流し込んでいました。子どものいち早く風を感じ取るセンスに感嘆しながら見ていると「ようちゃん」という言葉が聞こえ、耳を澄ましていると「海のトンネルできた！」と、晴れやかな声が響きました。

どうやら、いつも陽くんが、水たまりやたらいに水を張って電車を走らせる様子を見ていて、イメージが湧き、陽くんと一緒に、電車を走らせ、海底トンネルをくぐって遊ぼうと、汗を流していたようです。私たちは、陽くんの姿を見て、水がしたたり落ちる様が面白いのか、水の感触や勢いよく流れる様に興味があるのかなど、ついついその意味を考えてしまいますが、子どもたちにとってはそんな理屈は全く必要がありません。楽しいからこそ遊びなのだと気づかされます。私も、陽くんの余韻に浸って遊んでいたかったので、陽くんが卒園したことは伏せておきました。

陽くんは、周りの人を惹きつけ、優しく温かい気持ちにさせてくれる魅力があります。「ねぇ先生、ぼくらはね、好きなことに夢中になって、そして、それを面白がって一緒に楽しんでくれる人たちがいるから『大丈夫』」。陽くんはそう言い残してくれたのでしょうか。

陽くんをはじめ、子どもたちのしなやかで健やかな暮らしを願ってやみません。

第5章

療育の場における支援

市川奈緒子

❶ 療育とは何か

■療育の概念

「療育」という言葉がつくられたのは、一九四二年、肢体不自由児のための療育施設「整枝療護園（現在の心身障害児総合医療療育センター）」を立ち上げた高木憲次さんによってであると言われています。その当時、「療育」は、「現代の科学を総動員して不自由な肢体をできるだけ克服し、それによって幸いにも復活した肢体の能力そのものをできるだけ有効に活用させ、もって自活の途に立つように育成させること」と定義されました。つまり、最初の「療育」の概念は現在のリハビリテーションの概念と同様なものであり、その対象も肢体不自由児者に限られたものでした。しかし、この定義の中で高木が主張したかったことは、「科学を総動員する」ということ、つまり、療育が科学の粋を集めるだけの困難を伴う、しかし価値あるものであるということではなかったかと考えられます。

その後、一九七八年に開設された北九州市立総合療育センターの初代所長であった高松鶴吉さんは、著書『療育とはなにか』（1990）の中で、「療育とは注意深く特別に設定された子育て」という有名な言葉を述べました。彼はまた、障害のある子どもと家族が適切に支援を受けながら地域で当たり前の生活を営んでいけるための地域療育システムの重要性を指摘しており、現在の「子ども（対象者）支援」、「家族支援」、「地域支援」の三本立ての支援の基礎を形作ったものといえるでしょう。この定義によって、療育はただ単にできないことをできるように訓練するといったものではなく、子ども・対象者に対して全人格的に働きかけ、彼らの全人格的な発達を支援するものであること、そしてまた、そこにおける「障害」の概念として、医学モデルにおける障害だけではなく、社会モデルにおける障害を視野に入れる必要があること、つまり、子ども・対象者に対しての直接支援だけではなく、家族やそれを取り巻く地域への働きかけも含まれることを明確化したと言えます。

■「発達支援」の概念

知的障害、肢体不自由、難聴幼児通園に、以前の児童デイ事業が加わった全国発達支援四通園連絡協議会から立ち上げられた「全国児童発達支援協議会（ＣＤＳ－Ｊａｐａｎ）」は、「発達支援」を次のように定義しています。

> 「障害のある子ども（またはその可能性のある子ども）が地域で育つ時に生じるさまざまな課題を解決していく努力のすべてで、子どもの自尊心や主体性を育てながら発達上の課題を達成させ、その結果として、成人期に豊かで充実した自分自身のための人生を送るこ

とができる人の育成（狭義の発達支援）、障害のある子どもの健やかな育児や発達の基礎である家庭生活への支援（家族支援）、地域での健やかな育ちと成人期の豊かな生活を保障できる地域の変革（地域支援）を包含した概念」（「発達支援の指針」二〇一六年改訂版より）

「療育」という言葉は、その成り立ちや「療」という文字が入っていることにより、「治療」のニュアンスが含まれがちであるという見方があり、療育と発達支援を異なる概念として扱う人や立場があります。また、「療育」という言葉が、いずれ「発達支援」という言葉に置き換わられるべきと考える人もいます。一方で療育と発達支援をほぼ同義とする考え方もあります。本書では、全体の趣旨や本章の役割から、「療育」を、「児童発達支援の場における発達支援」として論を展開していきたいと思います。

■児童発達支援の場とは？

ではその「児童発達支援の場」とはどのようなものでしょうか。二〇一二年の児童福祉法の改正により、現在のシステムが定められました。法令上は、障害種別の垣根が一部なくなり、知的障害や難聴のある幼児を対象にしてきた通園施設が「福祉型児童発達支援センター」として、それまで肢体不自由児や重症心身障害児を対象としていた通園施設が「医療型児童発達支援センター」として、新たな機能を備えて再出発することとなりました。児童福祉法ではこれらのセンターの機能を、「日常生活における基本的な動作の指導、知識技能の付与、集団生活への適応訓練」であるとし、医療型児童発達支援センターでは、その機能に加えて医療を行うと定めています。これらのセンターは、通所児とその家族の支援だけではなく、その地域・圏域の発達支援の中核となることも定められています。児童発達支援の場としてはその他に、より小規模で通所児と家族の支援を主とする児童発達支援事業所があります。また、これらの就学前の乳幼児対象の施設に対して、学齢児対象の児童発達支援の場として、放課後等デイサービスがあります。これは、やはり二〇一二年の児童福祉法の改正の際に新たに設けられたもので、その機能は、授業の終了後や休校日に、生活能力向上のために必要な訓練や社会との交流促進などの支援を行うとされています。児童発達支援事業所も、放課後等デイサービスを行う事業所も、近年その数が急激に増えており、例えば、二〇一二年四月に全国で約千七百か所であった児童発達支援の事業者数が、二〇一七年一月には、約四千七百か所になりました。この急増の背景には、発達障害の知識が一般にも普及し、療育に対しての垣根が低くなったことがあると考えられます。必要なサービスが受けられるようになったことは喜ばしいことではありますが、短い期間での急増により、その療育の質の問題が指摘されるようになりました（障害児支援の在り方に関する検討会報告、二〇一四年）。そうした指摘を受けて、支援の質の担保・向上に向けて、放課後などデイサービスのガイドラインが二〇一五年に、児童発達支援のガイドラインが二〇一七年に厚生労働省から出されています。

児童発達支援のガイドラインには、その提供すべき支援の柱として、「発達支援（本人支援及び移行支援）」、「家族支援」、「地域支援」が指摘されており、児童福祉法に書かれた児童発達支援の役割の定義「日常生活における基本的な動作の指導、知識技能の付与、集団生活への適応訓練」とはかなり異なるものになっています。児童福祉法の考え方が医学モデルによるものであるのに対し、ガイドラインの考え方は、より広いものになっています。

❷ 療育の概要

就学前の乳幼児の支援を担う児童発達支援（児童発達支援センター・事業所）における療育は、乳幼児が対象であることから、次のような点に常に留意した支援になります。

①障害のための不具合や困難があっても、一方に成長発達の力が大きく、その力を適切に引き出し、活かすことが支援の柱となること

②発達にはさまざまな領域があるが、乳幼児期は特にそれらの領域間の関係性が強く、一体となって成長発達していく時期であるため、一つ一つの行動や様相の発達的意味と全体での位置づけをよく検討しながら、対応していくことが必要であること

③子どもの育つ場となる家庭や通う園などの環境や子どもとの相互作用の影響が大きいため、家族や関係機関への働きかけ、サポートが必須であること

④保護者にとっては、親としてのスタートでありながら、子どもの障害という大きな試練と向き合い、人生を再構築していくことが求められる時期でもあるため、保護者への密で細心な配慮とサポートが求められること

以上の留意点が支援の大前提となります。そのうえで、児童発達支援の機能の特徴について述べたいと思います。

■多職種連携による支援

療育は子どもを全人格的に支援するものですから、さまざまな専門性を持つ人間が子どもを多角的に評価し、チームとして連携しながら支援していくことが求められます。児童発達支援では、医師や看護師などの医療担当者、言語やコミュニケーションの専門家である言語聴覚士（ＳＴ）、姿勢や運動の専門家である理学療法士（ＰＴ）、手操作や感覚統合を専門とする作業療法士（ＯＴ）、視覚の使い方や視覚認知を専門とする視能訓練士、心理、情緒や認知を専門とする公認心理師などの心理士、ソーシャルサポートを専門とするソーシャルワーカー、遊びや生活全般を幅広く支援する保育士・教師・児童指導員などの専門家がいます。しかし、それらの専門家はただ配置されているだけではお互いに力を発揮できません。ＯＪＴ（On-the-Job Training：現任訓練）の中で、相互に専門性を学び合い、できるだけ多角的に子どもを見ようと努力する中で、より専門性が活かされます。

例えば、「子どもが歩くようになる」ということを取り上げてみましょう。「歩く」ということは身体の機能が成長してできることですので、理学療法士が個別の訓練を行うことが最も能率的のように思われます。しかし、果たしてそうでしょうか。子どもはロボットではありません。その子どもは何に向けて歩きたいのか、誰に歩く姿を見せたいのか、誰と一緒のとき、またはどのような環境や雰囲気のときに安心して歩こうと思えるのか、「歩く」という動作の中にその子どもの生活と気持ちがたくさん詰まっています。その子どもの今現在の発達の全体像を把握していること、その子どもの対人関係や興味関心を知っていること、生活を知っていることが「訓練」には必要ということが理解されると思います。つまり、理学療法士にもそうした視点が必要ですし、その子どもの歩く機能と、子どもにとっての「歩く」ことの意味を、子どもに関わるすべての職種の人間が共通理解して、その子どもを自らの専門性において支援できることも必要です。歩くことに関しては理学療法士任せ、では成り立たないものであるということです。

■アセスメントと児童発達支援計画

(1)アセスメントとは

支援をどこから何を目的として行うのかを導き出すために、対象となる子どもと家族、それを取り巻く環境の情報を集め、評価することをアセスメントと言います。アセスメントと言うと、一般には心理士の行う心理検査（発達検査や知能検査）を思い浮かべる人が多いと思いますが、前述のさまざまな専門職種は、それぞれに独自のアセスメントを行います。
児童発達支援でアセスメントを行う際に留意すべきポイントは次のようなことです。

①各職種のアセスメントの結果を持ち寄り、子どもの全体像を描き出すこと、同様に子どもと家族を取り巻く環境の情報をまとめて子どもと家族の生活全体を描くこと

時折、各職種がそれぞれアセスメントをして、それぞれの支援ニーズを出し、バラバラに支援をしていくという体制が取られることがあります。しかし、なるべく効率的に有効な支援をするためには、それらを全体に位置づけながら比較検討をし、ニーズの優先性を明らかにすることが必要です。また、子どもと家族の支援機関は児童発達支援の機関だけではありません。保育園に通っている子どもなら、そこでの支援の状況や子どものニーズを知ることで、子どもをより深く理解するとともに、療育の目標がよりクリアに見えてきます。

②子どもや家族の長所や強みを明らかにすること

障害のある子どものアセスメントでは、子どものできない部分や困難ばかりが炙り出されることが多く見られます。しかし、療育とは子どもと家族の強みを生かし、生活の中で力を発揮してもらうための支援を柱とするものです。また、子どもの成長する力を保護者が知ることは、保護者が希望を持ち、前を向けることの土台となります。

③日々の療育の中で常時アセスメントを行っていくこと

子どもも保護者も日々変化成長します。ですから日々の療育の中に既にアセスメントが含まれています。その子どもの思い、力、興味のあり様の変化を常にアセスメントしながら、その先を考えていくことが求められます。

④子ども（と保護者）の視点に立ち、子どもがいかに生きてきたか、今いかに生きているかを捉えるアセスメントであること

私自身は、アセスメントとは、その人の視点に立って物事を見ることによって、その人の生き様を理解することだと思っています。このことを具体的に示すエピソードを一つ挙げます。初めて児童発達支援に通うことになったSさんは、娘がそこでも集まりに参加せずにいることに沈んだ気持ちでいましたが、そのときにある職員が「お母さん、Kちゃん、ガラスに映ったみんなを見てるよ、参加してるよ」と伝えてくれたそうです（進藤、2017）。これは、いわゆるアセスメントの場面ではありませんが、Kちゃんの視線を捉えて、Kちゃんの思いを理解し、かつそれでも集まりに参加できないKちゃんの困難も理解し、同時にその姿を見ている母親の思いも確実に捉えています。なんと素晴らしい子ども理解、保護者理解でしょうか。「Kちゃんには感覚防衛がある」とか、「自閉的傾向がある」などの、ある意味外側からのアセスメントだけでは到底到達できない、子どもと保護者の味方になれるアセスメントだと思います。

(2)児童発達支援計画を立てる

アセスメントをもとに、支援方法と支援目標を明らかにし、児童発達支援計画を立てます（表1）。これをもとに、家族や関係機関と共通理解をはかりますので、できるだけわかりやすく、専門用語もかみ砕いて書くことが求められます。この計画は書いて終わりではなく、療育のＰＤＣＡサイクルの中で、有効に使われます。児童発達支援ガイドラインの中では、この計画を使って

表１　Ａの児童の発達支援計画

氏名：A　年齢：5歳10か月　性別：男　作成年月日〇年〇月〇日		
長期目標	自ら積極的に環境（物、他児）に働きかけるようになり、自発的な活動が増える。	
項目	短期目標	支援内容（内容・留意点）
生活	部分的な援助で食事の片づけを自分で行う	鞄を開けて食事道具を入れる袋を鞄の中から探して取り出す援助→袋のチャックを一緒に探す援助→袋の中に食事道具を入れる間、袋を固定して入れやすくする援助を行う
	ひとりで上着を着る	頭部→左腕→右腕の順に毎回同じ手順で着るように援助する。頭部は入るまで部分的に援助する。
運動	体幹の保持力や上肢のパワーをアップする	相撲遊びで大人の身体を両腕で押す。 椅子の後方を１cm上げる。
	階段を1段ずつ調整しながらひとりで降りる	階段を降りる際、手すりを探すように援助する。「ゆっくり、そーっと」などの声かけにより運動の調整を促す。
遊び	自発的に遊びを選び目的的に活動する	本児の棚にわかりやすい印を付け、興味のある音の出る遊具を用意して自ら遊びだすように工夫する。安心して遊べる場所を設定する。
	空間関係の理解が進む 見る力探す力が向上する	肘をコントロールする援助により、棒の方向を目と手で確認してから棒からリングを抜く遊びを行う。穴をよく触るように促し同じ大きさや形の立体を穴に入れる遊びを行う。
	手首の運動の調整力が高まる	いろいろな瓶の蓋を回してとる遊び、瓶を傾けて水を注ぐ遊びを行う。
言語・コミュニケーション	動詞を理解する	「〇〇しましょうゲーム（動詞ゲーム）」を楽しむ。
社会性	子どもとのやりとりを楽しむ	支援者が媒介して楽しいやりとりを経験する。 ・帰りの会で友人の名前を呼び出席帳を返す。 ・ごっこ遊びの中で「〇〇ください」、「はい、どうぞ」、「ありがとう」などのやりとりを経験する。
家庭	登園までの準備で自分でできる部分を増やす	本児のスキル習得のためにセンターの支援者と家族の援助方法を統一する。 本児がやりやすい家庭の物理的環境設定を支援者が一緒に考える。
幼稚園との連携	就学に向けて情報の共有を行う	保育所など訪問事業や連携会議を通して本児の状態像や支援の方向性について共通理解を進める。

（市川奈緒子，岡本仁美（編著）（2018）．発達が気になる子どもの療育・発達支援入門　目の前の子どもから学べる専門家を目指して．金子書房．ｐ75，表４-１より引用して作成）

六か月に一回は、支援の見直しをすることが求められています。

■保護者支援

我が子に障害があるかもしれないと告げられた保護者は、大きな不安や自責の念を抱いたり、ドクターショッピングと言われる行動を繰り返して、「治る」という言葉を言ってくれる専門家を探したりします。障害の受容には、さまざまな要因が絡みますが、その中でも大きな要因はこの社会の中で「障害がある」ということがどのように受け取られ、その人がどのように遇されるのかということです。日本のように、まだまだ、障害はないほうがよいこと、障害者は支援が必要な存在とだけ認識されているような社会では、保護者は当然自分の子どももそのように受け取らざるを得ません。そういう意味では、児童発達支援のスタッフなど、保護者に接する人間の障害観や人間観が保護者の障害観を揺さぶる契機を与える存在になり得るのです。

そのうえで療育にできる保護者支援には、保護者が仲間を作ること、我が子を深く知り、対応について学ぶこと、社会の資源やそれとの付き合い方について学ぶことなどがあります。そして、そうしたことを通して、保護者が自らの傷を癒し、親としての自尊心を回復し、社会で適切なサポートを受けるために前を向けるよう支援することです。

近年、親の子どもに対する対応を学ぶためのペアレントトレーニングやペアレントプログラムがたくさん開発され、実施されています。子どもを理解したり、子どもと付き合うことに困難を感じている親にとっては大きな救いになるでしょう。しかし、近藤直子さんがその著書（2013）で述べている「親にとって大切なことは、障害の細かい知識よりも子どもがかわいいと思えること」という言葉の重みを感じたいと思います。私が以前お会いしていたダウン症のお子さんのお母さんが、毎月通う中で、ふと「最近、この子がダウン症だということを忘れているんです」と気持ちよさそうに、ちょっと不思議そうに語っていたことを思い出します。ダウン症は生後間もなく診断されますから、我が子との付き合いは「ダウン症の我が子」との付き合いから始まるのでしょう。必死で子育てしているうちに、ふと気づくと「ダウン症の我が子」ではなく、「ただただ愛おしい我が子」になっていた自分の気持ちの変化に気づいたときの、お母さんの不思議さ、嬉しさ、ありがたさ、そんな気持ちを伝えてくださったのでした。私はこういう瞬間に、保護者は前を向き、自分も我が子もこのままで生きていけると感じられるのではないかと思います。保護者が「ダウン症」や「自閉症」だけを見て、「我が子」が見えないような苦しい生活になっていないか、一人一人の保護者の個別性に注目し、丁寧に個別のニーズを拾って、対応したいものです。

■さまざまな療法・支援法

療育の専門性の一つに、さまざまな療法や支援法があります。大人が子どもにとってのよいコミュニケーション相手となることで、子どもの言語環境を整え、言葉やコミュニケーションを育てるインリアル・アプローチ、何らかの理由で言葉を使えない子どもたちのコミュニケーション

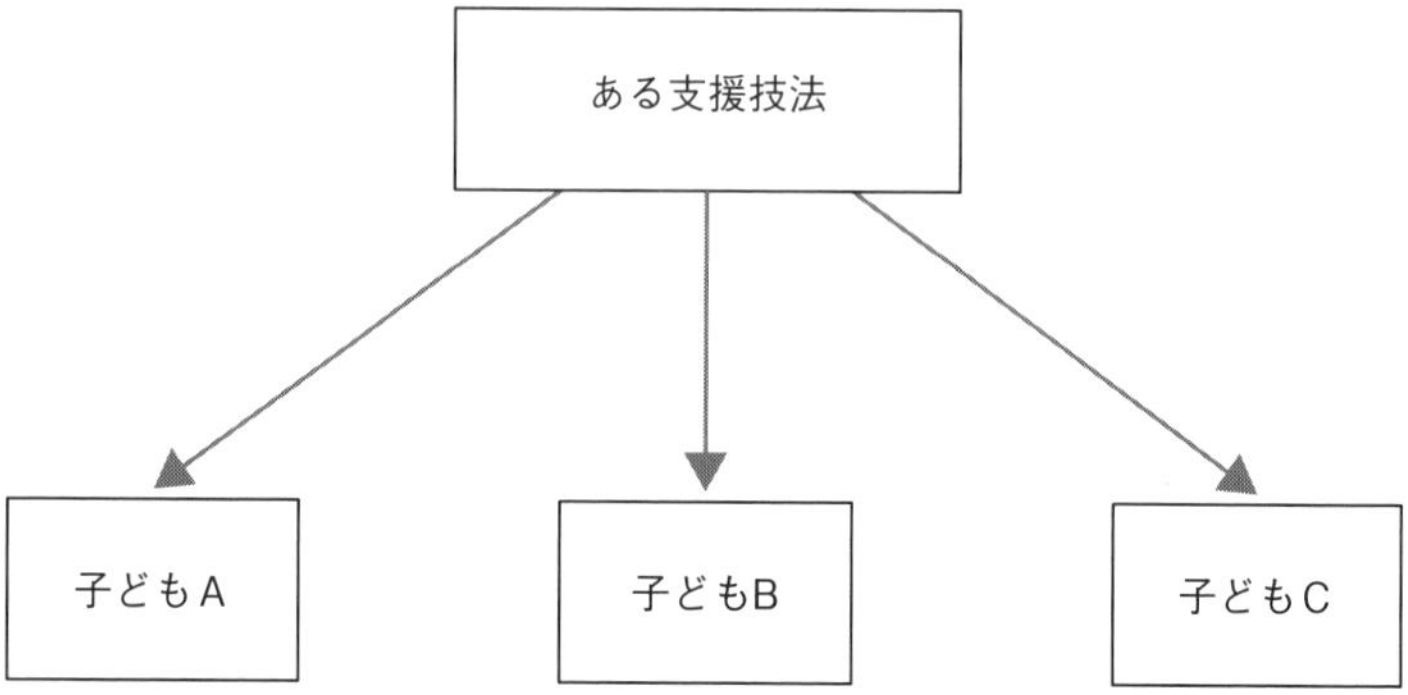

図1　1つの支援方法・技法をどの子どもにも適用する
（市川奈緒子，岡本仁美（編著）（2018）．発達が気になる子どもの療育・発達支援入門目の前の子どもから学べる専門家を目指して．金子書房．p83，図5-1より引用して作成）

支援のための拡大・代替コミュニケーション、子どもの行動や学習を感覚の統合という視点から分析し、支援を行う感覚統合療法、ASDのように、情報の整理や言葉によるコミュニケーションが困難な人のために構造化や視覚化を行うことで、その人たちの力の発揮をサポートするTEACCHプログラムなど、ここに紹介しきれない多くのプログラムや支援法が開発され、療育の中でも、必要に応じて実施されてきました。ただ、前述したように児童発達支援や放課後等デイサービスを行う事業所が急増したために、ある特定のプログラムをその施設の「売り」にするような面が出てきています。しかし、本来各支援法は特定の支援ニーズに沿って開発されたものであって、別のニーズには対応できません。つまり、どの子どもにも適用できる支援法はないのです。子どもが先にいるのであって、「支援法」が先にあるわけではありません。つまり、**図1**ではなく、**図2**のように支援法を捉えるべきなのです。そのことがよく

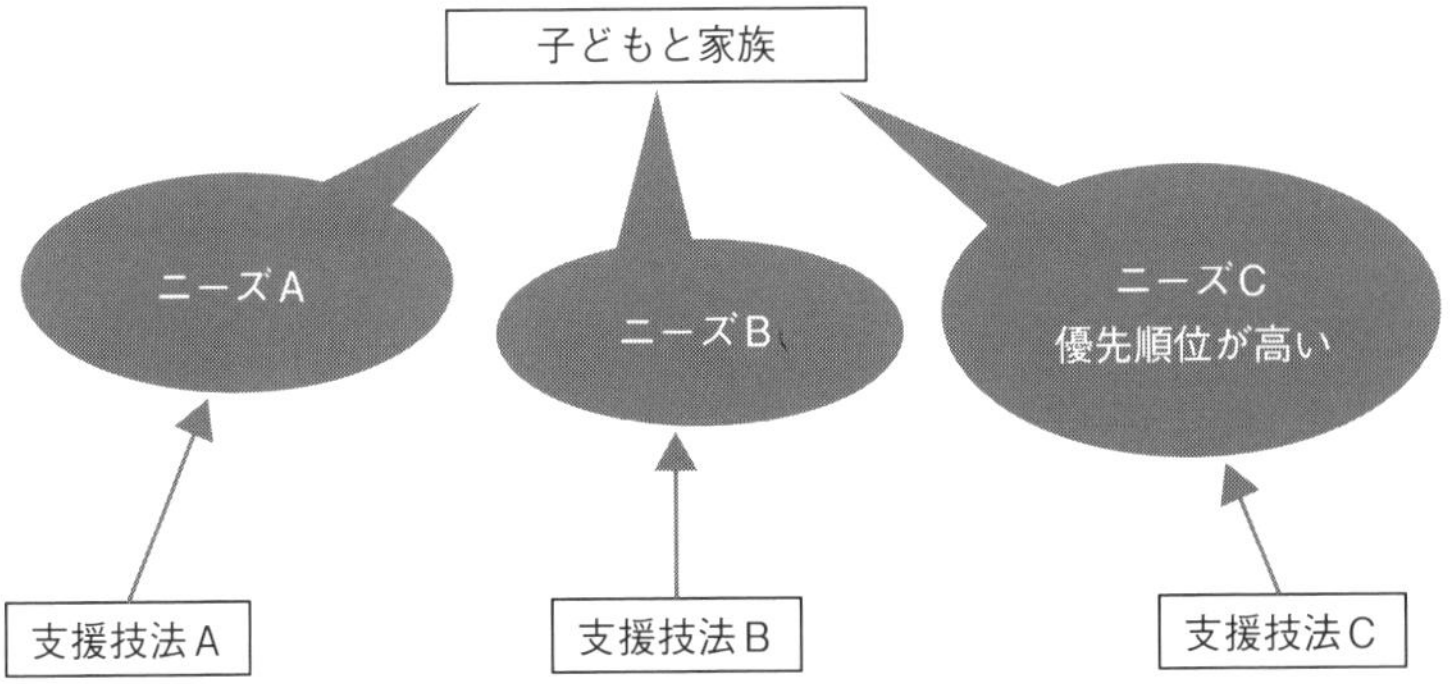

図２　子どもと家族のニーズに合わせて技法を選ぶ
（市川奈緒子，岡本仁美（編著）（2018）．発達が気になる子どもの療育・発達支援入門目の前の子どもから学べる専門家を目指して．金子書房．p83，図5-2より引用して作成）

理解されないまま、一つの支援法がどの子にも無配慮に適用されることのないようにしたいものです。

■他機関連携による支援

保育園や幼稚園、こども園での障害のある子どもの受け入れ数が伸び、児童発達支援との並行通所が増えてきています。インクルーシブな社会を目指すうえでも非常に大切なことです。保育者の、障害のある個々の子どもへの理解をサポートし、その子どもと周りの子どもたちが楽しく主体的に過ごすことができるように、さまざまな施策ができています。児童発達支援の場で活用できる最も有用な施策が「保育所等訪問支援」です。これは、児童発達支援を利用している保護者の依頼により、児童発達支援の職員などが、保育所など子どもの通う施設に行き、子どもへの直接支援や保育者へのコンサルテーションを行うものです。この制度の有効な活用のための手引書が、ＣＤＳ－Ｊａｐａｎにより、平成二十九年に出されています。この施策の実施事業所数も近年大幅に増え、平成二十九年には千百四十九事業所となりましたが、この事業の周知がまだ徹底されていないことや、できる人員やかけられる時間が限られていることなどがあって、十分に活用されているとは言い難い現状があります。

児童発達支援の職員が、こうした施策により保育所などへコンサルテーションに入る際には、みずから保育所などにおける子どもの育ちや保育者の対応から学ぶ意識を持ち、保育者と対等な関係をつくることが大切です。実際、療育の場では見られない子どもの姿が見つかる場合も多いのです。そして、障害のある子どもも含め、たくさんの子どもたちの保育を担っている保育者の思いに共感しながら、保育園ならばこそできること、療育の場ですべきこと、できることを協力して探っていくことが求められます。

❸ 療育の実際

ここでは、私の経験をもとにしながら、療育の場で「あなた（子ども）と私（療育者）」の間に起こっていることを掘り下げていきたいと思います。個人名は仮名ですが、なるべくあったことをありのままに描いていきたいと思います。

エピソード1　検査者の思いを汲んでくれたゴウタくん

当時自閉症の診断を持っていたゴウタくんは、特別支援学校の小学部二年生。知的障害も持っており、まだ言葉を持たないお子さんでした。

私は彼の療育担当者になったことはありませんでしたが、それでも小さい頃から施設に通ってきていた彼のことは知っていました。小学校二年生のときに初めて発達検査の担当をすることになり、私は彼をどのように出迎えようか考え、療育担当者と話をしました。そして、本来は発達検査のやり方としては採用されませんが、検査で行うであろう課題の種類がある程度予測できましたので、その検査道具を並べて順番に番号を付けておいたのです。彼の普段の療育で行われていたやり方でした。

検査の日、入室したゴウタくんはうなだれながら着席し、そのままで身も世もなく泣き始めました。私にはその姿は自分の人生を嘆いているように思えました。自分のわからないところでさまざまなことが決められ、やるべきこととして提供され、その意義もわからないのに強いられる、こんなことの繰り返しだったのではないか。そしてその一つに発達検査も入っていたのではないかと思いました。私は申し訳なくて申し訳なくて、どうしようと思いながらしばらく彼の嘆きに付き合っていました。

そうしているうちに、彼はふと私の準備した課題の番号に気づいたのです。その瞬間するすると涙が引っ込んで、彼は正面から私を見ました。その姿は「やってもいいよ！」と言っているように感じられました。そこで検査を始めたのですが、一つ一つの課題に取り組みながら、できたと思うと彼は得意そうに胸を張って、後ろに座っていたお母さんと私のほうを見ます。そうした姿は、先ほどとは異なる彼の成長とこれまでたどってきた人生を伝えてくれました。

その機関では、年に一回は検査によるアセスメントをする方針でしたので、ちょうど一年後に私はまたゴウタくんに会いました。玄関口まで出迎えた私の目に向こうから歩いて来るゴウタくんの姿が見えます。ゴウタくんは玄関口で、ふと私に気づき、「あ、この人！」という顔をして正面から私の顔を見つめました。その日はすたすたと自分から入室し、積極的に課題にも取り組んでくれました。

実際には一年前は何か彼にとってつらいことがあったのかもしれません。普段学校と学童クラブに行っていたゴウタくんがそこでどんな経験をしているのか、窺い知ることはできませんでした。しかし、一年前のことを確かに思い出してくれたことだけはわかりました。こうした言葉を持たないお子さんほど、大人が自分のことをどのように考えているのかを敏感に感じ取り、大人の理解しようとする努力をわかってくれるということが信じられた一つの出来事でした。

そのことを思い知らされたもう一つの忘れられない思い出があります。

エピソード2 療育者のありように怒りを表したケントくん

ケントくんは特別支援学校に通う小学四年生。やはり、自閉性と知的障害があり、言葉がまだないお子さんでした。年に十回の個別療育担当だった私には、彼が楽しく意欲的に向かえる活動をなかなか見出せず、四苦八苦の連続でした。彼に対しても、あまり楽しそうでない彼を毎回連れてきて、丁寧に話をしてくださるお母さんに対しても申し訳なく、どうしようかと悩む毎日でした。

ところがある日、珍しく調子よく、文字を写し書きしたケントくんに対し、私は「今日ならもっと何かやってくれるかもしれない」と別の課題に誘ったのです。そのときの自分の心持ちは「欲を出した」としか表現のしようがなく、決して彼のためではなく、いつもできないことを、今日ならできるかも、そして、その姿をお母さんに見せられるかもと、ただただ自分のことだけを考えました。それに対して、彼はものすごく怒ったのです。その怒りはすさまじく、結局そのあとは彼の怒りをおさめてもらうだけの時間になりました。その怒りは、「お前、欲を出したな、ぼくがどれだけ苦労して自分を抑えながらこの課題に臨んでいるかわかっているだろう！　そのぼくにさらに求めるとはどういうことだ！」という怒りに思えました。そうなのです。療育担当者である私は、彼が自分の気持ちや行動を調整するためにものすごく苦労していることを知っていた。文字は好きだし、やってみたいこともたくさんあるのに、それを実際にやろうと思うととんでもなく苦労する。それなのに、その苦労を顧みず、私は自分のために彼を利用したのです。私は彼の怒りをかって、自分と向き合うことができました。彼はその後も淡々と私と接してくれましたが、この事件は私の自己理解に決定的なものを与えました。療育を担当することから離れて十年ほどになりますが、いまだに「療育」と聞いて最初に思い出すのが彼のことです。

エピソード3 職員の苦労に付き合ってくれた子どもたち

まだ立ち上がって間もない児童発達支援事業所での療育の話です。私たちスタッフは、どのような支援メニューをそろえるか、試行錯誤していました。その中で支援ニーズの似通っている子どもたち数人を集めて小さなグループ療育を始めることになりました。そして、比較的自閉性が高いと思われた四人の子どもたちを集めて、TEACCHプログラムを土台とした、彼らにとってわかりやすい環境設定のグループを、私と指導員で担当することになりました。三歳から五歳まで、さまざまな個性の子どもたちで、言葉のまだない子どもも、ペラペラしゃべっている子どももいました。私たち職員二人はとにかくグループをやってみてから、子どもたちへの声かけや環境設定、絵カードの作り方、渡し方など細かく何度も検証しては次回のグループに臨みました。勢い、環境設定も絵カードも毎回どんどん変わります。しかし、四人の子どもたちは前回と変わったからといって怒るわけでもなく、試行錯誤の私たちに本当によくついてきてくれました。四回ぐらいそんなことを繰り返していたとき、グループの始まりに部屋に入ってきた子どもたちが「今日はどんな部屋かな」という表情で部屋をぐるりと見渡す姿に気がつきました。この人たちのこの力、柔軟性のすごさ、そして大人が一生懸命に彼らのことを考えていることに気づく感受性の高さに圧倒されました。

時折、「自閉の子どもは同一性保持を求めるために、環境は変えない」などという意見を療育の場でも聞いたりします。でも本当にそうなのでしょうか？　そもそも自閉性があるからといって、「自閉の子」とひとくくりにするのは彼らへの無理解以外の何物でもないように思います。自閉性を持っていても百人百様の個性と人生があります。その一つ一つに丁寧に向き合う療育でありたいと思います。

エピソード4　生きざまを療育者に見せたユウくん

ユウくんは保育園に通う二歳児クラスのダウン症の男の子でした。週に二回児童発達支援に通ってきていましたが、個別療育の担当者として、私は彼との付き合いに苦労していました。ユウくんは、大人に認められたいとか、褒められて嬉しいというところがあまりなく、自分が面白いと思うものでなければ見向きもしません。毎週私は彼が振り向きそうな遊びや活動を頭をひねってあれこれと試しながら、どうやって彼との関係をつくっていこうかとも悩んでいました。

夏季休暇の最中に、私はユウくんのご家族と彼が通っている保育園にお願いして、彼の保育園での様子を見に行かせてもらいました。ユウくんはユウくんのスタイルを保育園の中でも見事に貫いていました。必要なルールはわかっていて、それを外すことはありませんが、みんながやっているからといって参加するということはなく、あくまでも自分がやりたいと思ったときに参加するのです。その姿は誇り高くさえあって、客観的に見ると彼にはわからないことやできないことも多くある生活の中で、彼はそんなことには全く動ずることなく、我が道を行っていました。私は、これが私だったらきっと自分のことをこんなに保っておられないだろうと考え、彼を尊敬する気持ちが改めて心の底から湧いてきました。また、私が見学に行ったことを明らかに彼が喜んでくれて、時々「ちゃんとぼくのことを見てるか？」というチェックが目線で入ったことも、私の安心材料になりました。

ユウくんは、彼の生きざまを見せてくれたように思います。彼に対する療育の土台は彼の生きざまを大切にするところから考え直すことができました。そして療育は、「できないことをできるようにする」ことではなく、その子どもの生きようとしている力を大切にすること、生きざまを支えていくことだと教えてもらいました。

エピソード5 まるごとのあなたが愛おしい

当時アスペルガー障害という診断名を持っていた年中クラスのヒロくんの発達検査をしました。検査の中で検査者が行ったことをそのまま模倣するという課題があり、検査者の私は「これから私がやることを見て同じことをしてね」と教示し、積み木を使った動作をやって見せたのですが、その際にうっかりして自分の鼻の下にたまたま左手のひとさし指を当てていたのです。一生懸命私の様子を見ていたヒロくんは、いざ自分の番になると、まずは自分の鼻の下にビシッと自分の指を当てました。私はそれを見てすぐに「あ、しまった！」と思い、思わずヒロくんの後ろにいるお母さんと目が合ってしまいました。お母さんも、ヒロくんがどうしてそうしたかに気づいて、そのあまりのかわいさに声を殺して笑っています。

その後、検査のフィードバックの時間になり、ヒロくん自身は自分の所属するクラスに戻っていきました。お母さんと私はヒロくんのかわいらしさの話でひとしきり笑い合いました。

アスペルガー障害のあるヒロくんは、「まねをしてね」と言われても、相手の動作の何をまねすべきなのかわからず、鼻の下に指があったのはたまたまであってそこはまねしなくてよいなどの判断をすることが難しかったのではないかと思います。それなのに、無意識に指を当ててしまったのは、検査者としての私のミスで、ヒロくんに余計な神経を使わせてしまいました。相手の示すもののうち、何をポイントとして受け止めればよいかわからないというのは、ヒロくんにとっては「困難」の一つでしょう。そのために苦労していることも確かにありました。でもヒロくんには気づかれないよう声を殺して笑っていたお母さんも検査者の私も、生真面目に相手の全部を見て模倣しようとする行動を、ヒロくんのヒロくんらしいかわいい素敵なところでもあると心から感じられました。配慮も学習ももちろん必要ですが、特性も含め、この人はこの人のままでとても素敵だということをお母さんと共に実感できた出来事でした。そして、そうしたときに、子どもに聞かれないようクスクス笑えるお母さんも本当に素敵だと思いました。

エピソード6 自分で怒りをおさめられたショウくん

ショウくんは、「精神運動発達遅滞」という診断名を持つお子さんでした。私は彼が二歳の頃から一年半ほど個別の療育を担当していましたが、その後私は彼の担当から離れ、彼が特別支援学校に入ってから再度担当になりました。私は年十回の療育で何をやろうかと考え、当時の彼が人の話はとてもよくわかるのに、言葉が出にくく、人に伝わる言葉をほとんど持っていなかったため、文字を使ったコミュニケーションを彼と共に開発することを目指すことにしました。当然ですが彼は、言葉を持たないために自分の強い思いがなかなか伝わらず、そのために激しく怒りを表すことがどうしても多くなっていました。それも何とかしてあげたく、私は彼との間でコミュニケーションエイドを使いながら、徐々にお互いに文字によるコミュニケーションを進めていきました。そんなあるとき、彼が私の手から欲しい物をひったくるのが気になって、手の平を上に向けて待ってくれたらあげますよということを教えていましたが、彼はそれが気に入らなくて、自分の手を引っ込めた途端に肘を机の角で打ったのです。そこから彼の怒りが始まりました。椅子をひっくり返して床を転げまわりながら怒っている彼に私は最初「痛かった」と文字で示しましたが、彼の怒りはおさまりません。私は「あ、違ったんだ」と思い、今度は「いやだった」と文字で示しました。それを書いている私の手元を見に来た彼は、それを見ると自分から怒りを引っ込め、椅子を立て直して、座ってまた私とのやりとりを再開しました。彼がいやだったのは、肘を打ったことではなく、自分のやり方を修正されたことだったのです。しかしそれが伝わったことがわかって、彼は自分から怒りを鎮めることができました。

療育では担当者は常に「あなたを理解したい」と意識的・無意識的に子どもに対して発信しています。そして、実際にできるだけ理解しようと最大限の努力をします。それが伝わるので子どもはそこに期待します。ですから、その期待が外される、つまり、わかってもらえないということは、彼らにとっては「裏切り」に近いものになります。

このエピソードでもう一つ付け加えさせていただけるなら、実は彼が怒り始めたとき、私はとっさに「チャンス！」と思ったのです。思いが伝わらないために、ものすごいエネルギーを使って日々怒っていたショウくんに、「文字によって伝えることによって怒らないでも済む」ことを経験してほしかった私は、このチャンスを待っていました。こうした部分もある意味療育者の目であろうと思います。

4 まとめ

思えば、療育の場でさまざまな子どもたちから私はたくさん怒られてきました。でも、振り返ると彼らの怒りは常に正当なものでした。そうしたときに、私は当たり前のことですが、その怒りに真摯に向き合ってきましたし、「自閉症の子どものパニック」などと名前を付けて自分とは関係ないものとして処理することはしてこなかったように思います。彼らは私にとってまぎれもなく師でもありました。もちろん、療育であって私的な人間関係ではありませんので、ショウくんの事例のところに書いたように、子どもの怒りを対象化し、それを活かすというような、ある意味分析的な目も必要です。療育は、そうした客観的で分析的な目と、人と人として熱く関係を紡いでいく面とのバランスの上に成り立っているものだと思います。そしてあえて言わせていただけるなら、最も客観視しなければならないのは、自分自身のあり方であろうと思います。

療育に関わる人間ほど、一人一人の子どもたちが「障害児」や「自閉症児」、「ダウン症児」などとひとくくりされない存在であることを知っています。そして、支援、支援というけれど、それは少数派である彼らにとっての当たり前の権利の保障に過ぎないことも知っておきたいと思います。

汐見稔幸さんは、その著書の中で、「あくまでも子どもの事実に則して、『あなたは何がしたいの?』、『あなたは何をしてほしいの?』と聞き続ける、ということが保育や教育の基本だということを忘れないでほしいのです。それを僕は『子どものニーズをつかむ』と言っているんですが、この子が本当に必要としている、その子のいのちを輝かせるために何がいまその子に必要なのかということ、それをしっかりつかんでいくことが大事」であって、専門知識と言われるものは、それを実行していくためのものであると述べています(汐見、2014)。療育とはまさに、一人一人の子どもの命の声に絶えず耳を澄まし、支えていくということだろうと思います。

文献

全国児童発達支援協議会（CDS―Japan）(2016)．「発達支援の指針（CDS―Japan 二〇一六年改訂版）」．http://www.cdsjapan.jp/wp/wp-content/themes/cds/download/guideline_2016.pdf（閲覧日 二〇二〇年六月十七日）．

厚生労働省（2017）．平成二十八年度障害者総合福祉推進事業「保育所等訪問支援の効果的な実施を図るための手引書」，全国児童発達支援協議会．https://www.mhlw.go.jp/file/06-Seisakujouhou-12200000-Shakaiengokyokushougaihokenfukushibu/0000166361.pdf（閲覧日 二〇二〇年六月十七日）．

市川奈緒子（2016）．気になる子の本当の発達支援．風鳴舎．

市川奈緒子，岡本仁美（編著）（2018）．発達が気になる子どもの療育・発達支援入門　目の前の子どもから学べる専門家を目指して．金子書房．

加藤正仁，宮田広善（監修）（2011）．発達支援学　その理論と実践　育ちが気になる子の子育て支援体系．協同医書出版社．

厚生労働省（2015）．「放課後等デイサービスガイドライン」https://www.mhlw.go.jp/file/05-Shingikai-12201000-Shakaiengokyokushougaihokenfukushibu-Kikakuka/0000082829.pdf（閲覧日 二〇二〇年六月十七日）．

厚生労働省（2017）．「児童発達支援ガイドライン」https://www.pref.hiroshima.lg.jp/uploaded/life/407639_1139624_misc.pdf（閲覧日 二〇二〇年六月十七日）．

近藤直子，全国発達支援通園事業連絡協議会（編著）（2013）．ていねいな子育てと保育　児童発達支援事業の療育．クリエイツかもがわ．

近藤直子，全国発達支援通園事業連絡協議会（編著）（2018）．療育って何？．クリエイツかもがわ．

進藤美左（2017）．「親の会による保護者同士のサポートの実際」中川信子（編著），柘植雅義（監修）．『発達障害の子を育てる親の気持ちと向き合う』．金子書房．

汐見稔幸（2014）．「再考4『発達障害流行り』の背景にあるもの」汐見稔幸（監修），市川奈緒子（編）．『発達障害の再考　〝発達障害流行り〟を検証しよう』．白梅学園大学子ども学研究所編集発行．風鳴舎．

高松鶴吉（1990）．療育とはなにか　障害の改善と地域化への課題．ぶどう社．

第6章

小・中学校における支援

青山新吾

発達に課題のあると言われるある子どもとの付き合いを想像してみてください。最初はぎこちなかった私たちとの付き合いが、次第に変化してくる、そういった時間があると思います。単に同じ空間にいるのではなく、次第に同じことを考え、「一緒」に過ごしている実感が湧いてくる。「一緒」である実感が相互に持てるならば、付き合いの内容は何でも構わない（片倉，1989）と言えるのかもしれません。

本章では、そういった「一緒」の世界にこだわりながら、小・中学校のリアルな世界を少しずつ描き出し、発達に課題のある子どもたちが少しずつ成長できるための支援のあり方を検討していきたいと思います。ここでは、前半に、これだけは共有しておきたい小・中学校の教育における知識と考え方を概観していきます。それらを踏まえたうえで、後半から具体的なエピソードを扱って、テーマに迫っていきたいと思います。

① 小学校・中学校の通常の学級にて

小・中学校のお話に入っていきましょう。

小・中学校では学級単位で生活し、学習を行うことが多いです。その学級には種類があります。多くの子どもたちが学習している通常の学級、そして、いわゆる障害の種別に設置されている特別支援学級に分かれます。子どもの様子によって、いずれの学級で学ぶことが、子どもの学びやすさにつながるかで悩んでしまうことも多いと思います。ここでは、順番にそれぞれの学級のリアルな姿を描きながら考えてみたいと思います。

■通常の学級で

二〇〇七年（平成十九年）に学校教育法の一部改正があり、特別支援教育が法的に位置づけられました。これは、とても大きな法改正だったのです。それは、この改正によって、通常の学級で学んでいる特別な支援を必要としている児童生徒に対して、適切な指導や必要な支援を行うということが定められたものだったからです。いえ、もちろん、それまでもそのような子どもたちに対して、教員がいろいろと工夫をしながら教育を行っていたはずです。ここで言っているのは、それを、教員一人一人の思いや関心で行うのではなく、法律のもとで、全国どこにいても行うようにするという「教育制度」の話なのです。

あれから十三年がたちました。我が国の小・中学校では、特別支援教育という言葉が一般的なものになりました。そして、通常の学級に在籍するそのような子どもたちに、必要に応じて個別の指導・支援を行うことも、一般的なものとして認識されるようになったと思います。と同時に、次のような言葉もよく聞かれるようになりました。

「ADHDの子どもがクラスにいて困るので、指導法を教えてください」、「クラスの中にはたくさんの子どもがいるので、一人にだけ個別指導はできないのです」、「集団生活ですから、まずは集団に合わせてもらわないと困ります」などの言葉です。

私は、普段は大学の教員養成課程で教職や保育職を志す学生たちと一緒に過ごしています。そこで、学生たちとこれらの言葉をどのように捉えるのかについて考える日々を送っています。その一端をここで紹介していきましょう。

■「集団の中の個」

「特別支援教育」というのは「個」に応じたアプローチのことを言います。それを今風に言うと、「合理的配慮」の提供となります。しかし、日本の学齢期の教育については、ここ十年くらいで考え方が少し変わりました。どう変わってきたかというと、特別な支援が必要な子たちが所属している集団に対してのアプローチや、子ども同士の関係に対してのアプローチもひっくるめて、特別支援が語られるようになり、実践が報告されるようになってきています（インクルーシブ授業研究会、2015など）。ただ、このための法改正が何かされたかというと、何もされていません。法的にこのような方向性に変えるということを文部科学省はひと言も言っていませんが、実際に学校現場で起きているアプローチを分析すると、「個」に対してのアプローチだけではないアプローチが、特別支援の範疇の中でも語られるようになってきた、つまり特別支援教育の考え方が拡大しています。よく考えてみれば、小・中学校は、集団で生活し、学習する場所です。そこでは、一人一人の子ども、すなわち個は、「集団の中の個」であるのです。

今までは「個別のアプローチ」の部分を特別支援と言っていました。ただ、今は少なくとも幼児期、学齢期においては、その子が所属する「集団へのアプローチ」とその子に対する「個別のアプローチ」のバランスをとらないと、実際には教育として機能しにくいということが、現場の知見として広まったのではないかと思います。簡単に言うと、例えば「どうしてあの子だけタブレットを使っていいんですか」というような言葉が、端的に状況を表していると思います。○○さんはノートに十回書きなさい、△△さんはタブレットで練習していいよ、ということになると、それが合理的配慮の提供という点からなされているとしても、周りの人にとっては、なぜ私たちは、既に習得している文字であっても、一律に十回もノートに書かなければいけないんだ、理不尽だ、という状況になります。要するに、子どもたちは個別に生きているわけではなく、集団で生活し学習しているという条件の中で、その集団性を無視して個別性だけを追求することで、バランスを欠くことにつながるという事例がたくさん出てきたわけです。一人一人の個は「集団の中の個」であるからなのです。

小・中学校段階だと特別扱いされているように見える子どもがいると「なんで?」となりますし、周りの子どもたちの情緒的不安定さが強い学級だと、学級そのものが持ちこたえられなくなってしまいます。ですから、「集団へのアプローチ」に関しては、その子に対してどうするかだけではなく、全体に対しての指導・支援の視点を入れていくことを検討するわけです。

■いろいろな子どもが大切にされる学級経営──幅と寛容度

よく、特別支援の視点を取り入れた学級経営と表現されることがあります。これは、個に応じた指導と集団指導のバランスをとること、すなわち個と集団への両面へのアプローチを具体化する視点の一つだと言えます。児童生徒は集団の中で生活しており、それは「集団の中の個」と表現できる状態です。つまり、個に応じた指導も、その子どもが在籍している集団の状態に影響を受けるのです。ですから、その集団に対するアプローチが問われるわけです。では、一体どのようなアプローチが重要なのでしょうか。

ある小学校の通常の学級での出来事です。集団に入りにくい一人の児童がいました。よく見ると、周囲の子どもたちが、時折その児童に視線を送ったり、誘ったりしているのです。ただし、そのまなざしは優しく、誘い方も無理強いはしないのです。「悪いことをしているから正しくしないとダメでしょう」的な関わり方とは全く違うわけです。ナチュラルな空気の中で子どもたちはその児童を少し気に掛けながら過ごしている、そのような印象を抱く空間なのでした。そうです、この学級には、明らかに「寛容」な雰囲気があります。子どもたちの、個々の違いに対する「寛容度」が高いといえるでしょう。

「どうしてあの子は勝手をしてよいのですか?」、「どうしてあの子は約束を守っていないのに叱られないのですか?」といった言葉が飛び交う雰囲気がないのです。

個々の違いに対する「寛容度」が高い背景には、この学級の一人一人の児童、支援を要する児童だけではなくて全員の児童それぞれが、自分を大切にされているという感覚を抱いていることが要因ではないかと考えられます。自分が大切にされていると実感できてさえいれば、他者との違いに対して目くじらを立てなくても、他者は他者であると捉えやすくなるでしょう。これは、一人一人の子どもたちへの「徹底的な個への関心」（青山・岩瀬，2019）から始まる学級経営がなされているということなのです。言い換えれば、この学級の学級経営には「幅」があり、一人一人が大切にされる基盤があると言えるでしょう。

特別支援の視点を取り入れた学級経営とは、一人一人の子どもに対する「徹底的な個への関心」から始まる「幅」のある学級経営です。そこでは子どもたちの違いに対する「寛容度」が高くなります。それを進めるために、一つ一つの学級において、一人一人の児童生徒が大切にされているかどうか。それによって児童生徒の違いに対する「寛容度」が高いかどうかを振り返って考えてみることが重要です。これらが結果的に「幅」のある学級経営につながっていくと考えられるからです。学級経営の手法はさまざまあると思いますが、どのような手法を用いて、何を大切にするとしても、常にこのポイントから振り返って進めていくことが求められています。

② 特別支援学級では何をどのように学ぶのか

ここまで、小・中学校の通常の学級について考えてきました。小・中学校には、他に、特別支援学級という小集団で生活したり学んだりする学級があります。ここでは、その特別支援学級について概観しておきましょう。

特別支援学級は、学校教育法第81条第2項の規定によるものであり、障害により、特別支援学級において教育を行うことが適当な児童を対象とする学級であるとともに、小・中学校の学級であり、小・中学校の目的及び目標を達成するものです。ただし、児童生徒の実態によっては、障害のない児童の教育課程をそのまま適用することが必ずしも適当でない場合があり、学校教育法施行規則第１３８条による規定で、特別の教育課程によることができるとされているのです。では、特別の教育課程とはどのようなものなのでしょうか。

特別の教育課程編成のパターンを示すと**表1**のように表すことができます。

もちろん、実際の学校現場における特別施支援学級の教育課程は、これほどシンプルなパターン分類にはなりません。例えば、国語については（ア）であるが数学は（イ）であるというように、教科によってこれらが混在したり、あるいは同一教科でも単元によって編成パターンが異なった

表1　特別支援学級の特別の教育課編成パターン

（ア）通常の教育課程　＋　自立活動	
（イ）下学年の教育課程　＋　自立活動	
（ウ）知的障害特別支援学校の各教科　＋　自立活動	

りするなど、複雑な状況になることもあるはずです。

このように、特別支援学級に在籍する児童生徒といっても、その教育課程はさまざまになります。このことは、学校教育関係者であっても、案外きっちりと理解している人は少ない気がします。まして、学校教育関係者ではない心理職などの専門機関に勤める専門家であれば、なおさら知らないのが普通だと思います。そして、それがトラブルを誘発する要因になりやすいのです。つまり、特別支援学級で学んだほうがよいか、通常の学級で学んだほうがよいかという家族などの悩みに対して、個別のアプローチ、個への支援という視点からのみ考える方がいるからです。しかし、ここで概観したように、特別支援学級では、特別の教育課程が編成できます。そこでは、同じ学年であっても扱う教育内容（教科学習の内容）は変えることもできるわけです。逆に、変えずに指導することもできるわけで、単に支援のあり方だけを検討して、その子どもが学びやすい学級を選択するのではなく、教育課程を考えて学級を選択することは重要です。

❸ 徹底的な個へのまなざし
――支援の前に「人付き合いを」――

ここまで、発達に課題のある子どもたちの小・中学校での育ちについて述べてきました。そこでは、子どもにどのようなまなざしを向けているのか、子どもをどのように捉えるのか、また、子どもと周囲の関係の意味について考えを巡らせてきました。その中で見えてきたことは、学校における子どもへのまなざしは、「個として見つめたときの個」と「集団の中の個」の両面があるということでした。

もちろん「個として見つめたときの個」と一口に言っても、実際には「独立した個」と「関係の中の個」としての違いがあります。そして、本章で扱っているのは後者、つまり「関係の中の個」という立ち位置からの子どもへのまなざしです。

このように、子どもたち一人一人のことを考えている本章ですが、学校という場の特徴から「集団の中の個」という視点にウエイトを置いて述べてきたわけです。しかし、ここからは、やはり「個として見つめたときの個」の視点から、徹底的に一人の子どもにまなざしを向けてみたいと思います。小・中学校は、集団で生活し、学ぶ場所ですが、その根幹は、徹底的な個への関心からすべてが出発すると考えるからです。

さらに、この十年くらいの間で、気になっていることがあります。ここまでに述べてきたことと重なりますが、それは学校現場あるいはご家族とお話しする中での、以下のような言葉になって表れています。

「この子どもにどのように支援したらよいですか?」、「ソーシャルスキルを指導する方法を教えてください」などなど。

これらの表現は、小・中学校との仕事の中で、大変たくさん、そして悪気なく使われたと感じられたものです。何気ない言葉の中に、重要な意味が込められています。例えば、これらはどれも、「方法」を求めたものであるということです。

子どもの話を一緒にすることと、子どもの支援の方法の話を一緒にすることは似て非なるもので、その意味が全く異なります。時間がかかり、遠回りであっても、その子どものことを捉えよう、理解しようと考えることからしか、発達に課題のある子どもを育てられないのではないか……そのようなことを考えて進めていこうと思います。

■ある中学校にて

ある中学校にお邪魔したときのことです（話の本筋は変えませんが、それ以外の片々の状況については大きく脚色していますことをご理解ください）。

特別支援学級に在籍するある生徒への支援について行き詰まっている、何をどのようにしていけばよいのかがわからないのでアドバイスしてほしいというオーダーでした。その様子を担当者に伺ってみたところ、どうも、その生徒は他者の働きかけを受け入れることなく、自分の思うように気の向くままに学校生活を送っているかのような説明をされたのでした。

正直に申せば、このような生徒のことを考えるにあたって、これまでに、他の専門家、プロが関わっていないことはないだろうという疑問が湧きました。そこで、率直にその点を尋ねてみたところ、これまでにも、専門家の方に来校してもらったことがあるというのです。やはり……そりゃそうだろうと思いました。そこで、学校が受けたアドバイス内容を尋ねてみたところ、「スケジュールを明確にして、見通しを持てるようにすることや、視覚的に示すことで支援する……といったことを聞きました」と話されたのでした。これらの内容に驚いたのはもちろんですが、実際のところ、本当にこのような内容でその専門家が助言されたかどうかはわからないわけです。内容から考えるに、あまりにもつたなすぎますし、こういった「いろはのい」的な話で、この生徒が学ぼうとするようになるくらいの話であれば、そもそも、これまでに解決できたのではないのかな……と思えます。でも、少なくとも受け止めた学校側としてはごく初歩的なアドバイスしか吸収しなかったことは確かだと思います。専門家から実際に何が語られたかではなくて、学校側にどのように伝わって受け止められ、学校内で共有されたのかという点が重要だということを、改めて考えさせられながら、その話を伺ったのでした。それと同時に、この学校がこういった専門家との関係に慣れているのではないか、つまり、教える―教えられる関係の中でアドバイスをもらうものの、結果としてそれが生徒のリアルな言動に影響しないということに慣れているのではないのかといった疑惑も生じたのでした。

結局、そのご依頼電話に根負けして、一度だけという約束でその学校を訪れることになりましたが、正直、今一歩前向きになれない依頼であったのは確かです。

■「授業参観」

実際に中学校を訪問する日になりました。学校に伺うと、丁重に迎えられ「二時間の授業参観の後、校長室で関係の先生方へご指導いただきたいのです」と告げられました。指導などではなく、その生徒のことを「一緒に」考えられる場にできればよいのだけれど……と思いつつ、その場では何も言わず教室に向かったのを覚えています。

自閉症・情緒障害特別支援学級の教室に案内していただき、中に入ると、その生徒がすぐにわかりました。床に寝転んでいる生徒が一人いたからです。指導されている先生は、もちろんそれに気づいていますが、特に関わりもされず、かといって、全くスルーするわけでもなく、時折視線を向けられたり、距離を寄せないで声をかけられたりしているのが印象的でした。現状、こういった距離感の関係をとられることで、日々を維持しているのかなと感じながら拝見したのでした。

その後、ふらっと立ち上がり（のように私には見えました。実際、その生徒はふらっと立ち上がったのではないのかもしれませんが）、教室を出た彼の後に、授業者ではない先生が続きました。そして私に「青山先生も、ご一緒に……」と告げられたのでした。そうそう、今日は「彼の授業参観」なのですから、教室ではなくて、彼と一緒に動けばよいわけです。階段のところで座り込み、先生と一緒にいる彼をちょっと離れたところで見ているといった感じで、緩やかに時が流れ、この二時間の「授業参観」は終わったのでした。

■先生方の語りの意味

その後、関係する先生方のうち可能な方が校長室に集まられました。そして校長先生から「忌憚のないご意見、ご指導をいただきたいのでお願いします」とするご丁寧なお話がありました。

本題に入る前に、ちょっと考えておかないといけないのが、ここでお話しされた言葉です。「忌憚のないご意見を」という言葉は、年間に何回も耳にする言葉です。この際、私のこの仕事のミッションは何なのかを今一度考えておく必要があるでしょう。私の仕事は、今日「授業参観」させていただいたあの生徒が、学ぼうとし始めるように、先生方と「一緒」に頭をひねり、その方略を練ることなのです。決して忌憚のない意見を述べることが目的ではないし、ある種の正論、科学的な知見から考えて正しいことを告げることが目的でもないということです。ここを踏み誤ると、忌憚のない意見を述べるのが目的化してしまいますし、その結果として、結局生徒にも先生方にも何も有益なことは生じないという話になる気がします。

ミッションを達成するために必要ならば忌憚のない意見を述べるし、そうでないならばそういった言葉は封印する。考え方はいたってシンプルですが、とても大切だと思います。

ただし、それを考えるも何も、圧倒的に情報量が不足しているわけです。いえ、本当は先生方は情報を確保しており、情報量はあるのだと思います。それが提示されていないだけなのです。あるいは、このエピソードの冒頭に述べたように先生方は「支援の方法」を求めていて、実際の生徒の行動を目にすれば、それに対して「〇〇のようにすればよい」と私が言えると考えているのかもしれません。だとすれば、二時間の緩やかな時の流れと「授業参観」で私には十分な情報量だろうと真面目に考えていらっしゃった可能性もあります。いずれにしても、私は、この生徒のことを先生方と「一緒に」考えたいわけなのです。そのためには、少なくとも私にとっては圧倒的に情報量が足りないのです。つまり、その生徒の言動の背景要因を多面的に考えるための情報量がもっと必要であるということです。

このような理屈をその場で話すわけもないですし、その必要もありません。ただ、私は丁寧にお願いして、先生方から、いろいろな話をしていただきたい旨を伝えたのでした。急な話でしたし、先生方は準備をされていたわけでもありません。一見まとまりのないお話が語られることも考えられました。しかし、このときはそれが重要な意味を持ちました。先生方のランダムなお話を、その場で整理しながら聞いていくのは、プロとしての私の仕事です。加えて、このときは初対面の、立場や年齢、キャリアなどが異なる先生方が集まっておられました。この状況で、それぞれの先生方は、私に対して一体何を語られたいのかということ自体が、私にはとても貴重な情報だったのです。

語られた内容の詳細をここに記述するのはやめておきます。大枠を記述するとすれば、

・小学校時代から、今と同じように過ごしてきているらしいこと
・家庭でも、その子の育て方で困惑されているらしいこと
・いろいろ試みてきたが、何もうまくいった感じがないこと

といった内容が、先生方のエピソードによって、リアルに豊かに語られたのでした。そして、それらを通して、私はあることを痛感することになりました。それは、苦労され、うまくいかない日々を送っている先生方の語りが、それでも、その生徒をどうにかして育てようとする熱意を持ってなされていたことでした。これは、とても大切なことでした。専門家などと言われても、実際の日々の生活の中でリアルに子どもと一緒に過ごす方々との関係の中で子どもは育っていくからです。その関係の中の育ちには、その当事者の内面、つまり考え方や思いが大きく影響すると考えられます。先生方のリアルな語りとその内容は、私には重要な情報でした。それを伺いながら、どうしようかな……と考えていたのです。あの生徒と先生方の関係が変化する可能性をどこかで見出したい……と考えていたのです。

さらに、ここで考えておかねばならないことがありました。それは、当初の予想通り、先生方は熱意を持って、私に「どうすればよいですか？」という問いをストレートにあるいは言外の意味としてぶつけてこられたことでした。これは、このままではダメなのですが、かといってこれに対して私が「正論」をぶつけても、生徒の成長にはつながらないでしょう。忌憚のない意見を述べるのが目的でもないし、仕事でもないからです。

■職場体験

恐らく五十分くらい、私はずっとお話を聞き続けたと思います。さあ、どうしたものかと考え続けながら……。と、そのとき、ある先生が今悩んでいることとして次のようにおっしゃったのです。「今度、彼は職場体験に行くんです」。「えっ?」私は思わず聞き返しました。「職場体験に行くんですか!?」。すると、「はい、中二ですからね」とあっさり答えられて、また驚きました。いやいや、彼が中二であるということはずっと前から知っていて話していますし、中学校二年生で職場体験に行くということも承知しています。問題はそこではなくて、どこの事業所が彼を受け入れたのかということに、とても関心があるという意味なのですが……と心の中で思いつつ「どこに行くのですか?」と尋ねたのでした。すると、実は職場体験先は決まっておらず、本人にどこに行きたいのか尋ねたのだということでした。私は、彼は一体どこに行きたいと答えたのかに興味津々で先生のお話を待ちました。すると「自動販売機に行きたいって言うんですよ」と言われるのです。自動販売機に職場体験! 実に面白いです。さあ、先生方は一体、何と答えられたのか? 今度は興味津々でお尋ねしてみました。すると、それは無理であると答えたと言われるのです。えっ!? それはどストレート、ど直球の返し方です。そのように返したらどうなったのかを尋ねてみました。「いや、彼がパニックを起こして怒り出して、収めるのに大変なことになりました」とおっしゃる先生方のお話を聞きながら、そりゃそうだろうと思いつつ、その言葉は飲み込んだのでした。

自動販売機に職場体験に行きたいと聞けば、そこでいろいろなことが思い浮かびます。そもそも、自動販売機は職場と言えるのかどうかということからして面白い問題だと思います。実際にそこに行けるかどうか、といったことに縛られずに考えてみようという話です。

■自動販売機は奥深い

このようなことを考えながら先生方のお話を伺っていましたが、ついに私が何かを言わなくてはいけないときがやってきました。私は、先生方の熱意、思いをリスペクトして本気でそこに向き合いたいと思うようになっていました。腹をくって、本気でいこうと思えたのでした。

私は、自動販売機の話をすることにしました。

「自動販売機が好きといっても、自動販売機って奥が深いんですよね。自動販売機が好きというよりは、自動販売機で売っているものが好きという子たちもいるわけです。また、自動販売機の前でずっと立っていて、警察に通報されかけた青年がいました。一体何をやっていたんだろうと思って尋ねてみると『先生、自動販売機の中には小人が何人働いていますか?』と真顔で尋ねてきたので驚いたのです。もともと数字が好きな子でしたから、何人とか考えるのが好きだと思いますが、にしても、この場合はそもそも前提が違っていますよね。小人が……って考えている時点でね、違いますからね(笑)。他にも、自動販売機の前で這いつくばっていた人もいました。私はてっきり、落ちている小銭を拾っているのだろうと思い、やめるように話したところ、『先生、失礼なことを言わないでください』と叱られました。じゃあ、一体何をやっていたんだろうと思って尋ねてみると、自動販売機の電源はどこから取っているのですか？　電源がないならば、中には電池が何個入っているのか？　というわけです。なるほどな～と感心してしまいました。それからです、私が自動販売機で缶コーヒーを買おうと思った際に、時々、無意識に電源の位置を確認しだしたのは（笑）。それまでは、自動販売機の電源を気にすることなど全くなかったのですから。」

このように話をしながら、私は、先生方の胸の内を想像していました。きっと、腹が立っているだろうな、それでなくても忙しいのに呼び集められ、大学から来た奴と時間を共にして、挙句の果てに話し出したのが、自動販売機は奥深いという話ですから。しかし、私は、もちろんふざけていたわけではありません。そうではなくて、私は先生方に、支援の方法ではなくて、この生徒のことを徹底的に考えていただきたかったのです。きっちり作成された個別の指導計画や個別の教育支援計画の捉え方が、障害特性に偏っていたことが気になりました。それよりも、まずは、彼を知ろうとすること、彼と共有できることを探ろうとすることが必要だと強く思ったのでした。

■「一緒」と「やりとり」と「主導性」

「職場体験に自動販売機に行きたいと彼が言ったとき、それを無理だと切ってしまわずに、『ちょっと待っておいて！』と言って学区内の地図を取ってきて、彼に鉛筆を手渡して『きみが職場体験に行きたい自動販売機は、この地図のどこにある?』くらいは言ってほしいな……。」

そのようなことを話しながら、この先生方ならば、彼と「一緒に」考えようとされるのではないだろうか。そうすれば、彼と先生方の関係が動くかもしれない。そのためには、私のことをどんなに悪く言っていただいても構わないので、何かのきっかけが必要だ。それを信じて話そうと思っていたのです。

彼と先生方の関係は、「一緒」に生きているとは言い難いと思いました。ずっと「一緒」の空間にいるけれど、お互いのつながりは薄いと思えたのです。それは、彼の立場に立てば、孤立している感覚ではないのでしょうか。この孤立感を薄め「一緒」に生きている感覚を生み出せれば、ここに何かが起きるのではないか。そのためには、ここに「やりとり」が必要なのだと思います。そのヒントは、実は「主導性」のように考えていました。彼に対して大人が「主導性」を取ったやりとりを行えることが重要なのです(青山、2014)。これは、単に指示が入るとか、言うことを聞かせるといった話とは全く違います。そうではないのです。彼に対して「主導性」が取れないことで、結果的に彼は人と共に生きることができず、孤立感を強めているのです。周囲の他者を信じて、他者の言うことに耳を傾け、言うことを聞いてみる。それは、実はそんなに悪いことではないということを実感として把握することが必要なのだと考えていました。

「主導性」という日本語は危険なものです。この言葉を持ち出すと「指示が全く入らないのです」、「人の言うことを聞こうとはしません」などと言われてしまうことが多いからです。強圧的に言うことを聞かせることが「主導性」を取ることではないのです。だから、学区の地図を見ながら、鉛筆を手渡してみたいと言いました。その鉛筆を彼が受け取り、自分の行ってみたい自動販売機を地図に書き込んだ瞬間、そこには「やりとり」が成り立っています。ささやかですが、そこには「やりとり」が生まれ、その際の「主導性」は、間違いなく大人の側にあるのです。それは、強圧的に言うことを聞かせている話とは違います。そうではなくて「一緒」に考えること、「一緒」の世界はそう悪くはないと実感するきっかけに成り得るのだと考えたのでした。

と同時にもう一つ意識していたことがありました。それは、先生方が彼の考えていること、言っていることを、支援対象として捉えるのではなく、一人の人として「面白がって」、「楽しんで」捉える必要性でした。このようなことを言う生徒をどうやって支援すればよいのかと考える前に、「そう考えるのか!」、「面白い考えだよね」、「どうして、そう考えるのだろうか?」などの捉え方をすることが大切だと思うのです。それは、まさしく「支援の前に人付き合いを」といった感覚です。その際に、言動の背景要因を検討するという視点が活かされることもあるでしょう。例えば、自閉スペクトラム症としての特性が、その面白い考えを生み出していることに周囲が気づけることもあると思います。

その日の帰り道、もう二度とこの学校に呼ばれることはないと思って校門を出ました。私は呼ばれなくてよいから、彼と先生方の間に「一緒」の関係が生まれることを思っていました。それから数か月して、再度電話をいただきました。もう一度来てほしいという依頼のお電話でした。その理由は、彼が、先生たちの話を聞くようになり、授業にも出るようになったので、これからどうしたらよいのかを相談したいからだと言われました。そして、その後私は、学期に一回その学校を訪れて、彼と先生方の関係を「一緒」に考えることになったのでした。一年半後、彼は高校入試に合格し、その学校を巣立っていきました。

私は、この仕事を通して、一度として「支援の前に人付き合いを」と直接的に言葉にしたことはありませんでした。しかし、彼と先生方の関係を変えたもの、その関係の間に目には見えない何かが生じたのは、まさしく「人付き合い」を始めたことがきっかけになったのだと考えるのです。

4 やりたくてやっているわけではないということ

徹底的な個への関心について、ロングエピソードをもとに考えてきました。そこでは「支援の前に人付き合いを」という考えを示しました。まずは、人としての付き合いをしてみようとするまなざしの重要性を述べました。

しかし、当たり前ですが、徹底的な個への関心は、その子どもの発達特性という視点を持たなくてよいといった単純な話ではありません。

不登校傾向で困っているとのことで、ある小学生に出会うことになりました。笑顔のかわいい、手先がものすごく器用な女の子でした。朝、起きられないのかと思いきや、時によってはものすごく早く起きていたり、適当な時間に起きたりと、行動が一定しないようでした。また、せっかく起きているのに、なかなか準備をしないうちに時間がどんどん過ぎてしまい、結局間に合わなくなることも多いとのことでした。それで、歩いて登校する気持ちが失せてしまい、母親が車で送っていくこともあるわけです。そうすると、学校に着いたところで降りないと騒ぎ、車から出なくなるといいます。学校の先生方が心配して来てくださるものの状況は変わりません。最後は思いきって車から出して連れていくと、玄関を入ったところでピタッと泣き止み、後は自分で教室へと向かっていくといった感じで過ごしていたようです。

通常の学級で学ぶ子どもでしたが、遅れても教室にすっと入り、後は何事もなかったかのように過ごしている（ように見える）とのことでした。このような状態なので、どの場面で彼女と付き合うかによって、彼女への印象が違ってきます。通常の学級の先生は、「教室にいるときは、特に問題はないですよ」というスタンスのようでした。たったひと言ですが、意味深長な言葉です。これは、ここまで述べてきた言葉を使うならば、「集団の中の個」としての見方なのだと思います。そして、「個として見つめたときの個」ではなく、あくまで集団の活動の中で、表面的には滞ることなく「一緒」に過ごしていますよという表現なのでしょう。

しかし、彼女と個人的に話してみると「お友だちがいない……」、「嫌なことを言われた……」と話すのです。でも、距離を置いて見ていると、休み時間にも、友だちと一緒に外に出て遊んでいますよといった表現になるわけです。そして、それは確かに嘘ではありません。一緒に運動場にいることは事実だからです。でも本章で私が使ってきた「一緒」とは似て非なるものです。

「一緒」とは内面の交流を指しています。両者の間にある、目には見えないけれど生じているものを見ようとすることを指しているからです。

この彼女、教室では、周りに合わせて行動することができるのだと思います。しかし、そこでは、お友だちと内面交流がうまくいかなかったり、無理に合わせているから疲れていたりするのでしょう。ちなみに彼女は、医学的には自閉症スペクトラムの診断があります。ですから、このように書くと、ように書くと、自閉症スペクトラムの子どもが過剰適応している事例ですねなどと、既存のよく見かける知見に回収されてしまいそうな感じがします。実際には、人の生き方はそれほど単純ではないわけで、学校で過ごしていたら嬉しい場面や楽しい場面もあるわけです。テストがよくできて、高得点が取れれば嬉しいわけですし、お友だちと遊んで楽しかった瞬間もあるのでしょう。同じように家庭でも、学校での複雑な状況から、「登校したくない！」と思う日もあるのだと思います。しかし、それだけではなくて、本当は行こうと思って起きたのだけれど、ペットのハムスターを見てしまうと、そのゲージのところから離れられなくなり、そこでトラブルが生じたり、きょうだいのひと言が刺激となって動けなくなったり、言葉に反応してしまって、そのことから頭が切り換えられなくなったりしていると考えられることもありました。つまり、徹底的な個への関心の中には、特定の刺激に対する反応によって「やりたくてもできない」状態や「やりたくてやっているわけではない」状態が生じるといった見方も入れておく必要があるのです。

人の生き方を描き出すためには、エピソードを言葉にすること、すなわち文脈の中でさまざまな要素、例えば関係を形成する人の内面も言語化することが考えられます（青山、2015）。本章は、そのための一つの挑戦であると考えています。その際の文脈を形成する要素に何を持ってくるかによって、その文脈が変化することを肝に銘じておきたいと思います。そのうえで、すぐに解決できることと、「一緒」に添って考えながら、時間をかけて少しずつ少しずつ生きていくことの整理を行っていきたいと思うのです。

5 ここまで考えてきたこと

ここまで、発達に課題のある子どもたちの小・中学校での学びと成長について考えを進めてきました。本章では「一緒」という言葉にこだわり、これを単に、同一空間にいることではなく、相互に孤立しないという意味で扱ってきました。

この「一緒」の世界を小・中学校で大切にしていくためには、学校の構造について知っておく必要があると考えました。そこで、まず本章の前半においては、学校における「集団の中の個」として捉える視点を指摘しました。そこでは、個と集団の関係に言及し、その代表的なものとして、学級経営を取り上げています。加えて、小・中学校に多く設置されている特別支援学級の制度について概観し、子どもの学びの場の選択を検討する際の、教育内容の吟味や通常学級との関係を検討する大切さについて述べました。

さらに後半では、あえて学校教育の集団性を強調した感のある前半と対比的に、「徹底的な個への関心」の重要性を検討してきました。そこでは、個への関心の内容について、エピソードを紐解きながら述べています。発達特性という見方を外した人としての付き合いと、必要に応じて発達特性などの見方を加えることで生まれるより深い理解とのバランスの重要性を指摘したつもりです。加えて、心理職などの専門職と学校の連携のあり方についても言及してきました。

小・中学校で、発達に課題のある子どもたちを支える際に重要なことは、「徹底的な個への関心」から出発する教員のまなざしだと思います。ただ、「集団の中の個」という視点に代表されるように、学校は「徹底的な個への関心」が「徹底的な個別の支援」だけにつながらないということ、子どもたち同士の関係によって成長していくことがたくさんあること、LDのある子どもたちへの支援や教科学習における学びやすさなどについては、関係を丁寧に紡ぐだけでは解決しない個別性の高い支援を行う必要があると考えられることを共有できれば嬉しく思います。その共有を前提として、子どもたちに関わるさまざまな立場の人が緩やかに連携し、学齢期の学校教育を進めていただければと考えています。本章が、その一助になれば幸いです。

文献

青山新吾（編著）（2014）．気になる子の将来につなげる人間関係づくり．学事出版．

青山新吾（2015）．「僕が自閉語を学ぶわけ：通じ合う実感とコミュニケーション」『コミュニケーション障害学』32（1）,28-33.

青山新吾，岩瀬直樹（2019）．インクルーシブ教育を通常学級で実践するってどういうこと?．学事出版．

インクルーシブ授業研究会（編）（2015）．インクルーシブ授業をつくる―すべての子どもが豊かに学ぶ授業の方法―．ミネルヴァ書房．

片倉信夫（1989）．僕と自閉症．学苑社．

第7章

特別支援学校における支援

小柳津和博

私は前職にて公立の特別支援学校教師として十六年間子どもたちと共に生活をしてきました。特別支援学校で出会った多くの子どもたちの存在が今の私を支えてくれています。本章では、特別支援学校における学びの営みを整理しつつ、「私（教師である筆者）」が子どもとの関係の中で感じたこと、理解できたことについてまとめたいと思います。

① 特別支援学校で学ぶということ

■特別支援学校とは

特別支援学校は、二〇〇六年改定の学校教育法により盲学校・聾学校・養護学校（知的障害、肢体不自由、病弱）から、障害種にとらわれない「特別支援学校」という名称に変更されたところから始まります。障害種ごとに分けた教育を行うそれまでの学校ではなく、可能な限り複数の障害種に対応できるようにするべきであるということ、障害や病気の幼児児童生徒ができる限り地域の身近な学校で教育を受けられるようにすることの理念を込められ、特別支援学校という名称に一本化されました。実際に特別支援学校としてどのような学校の形態をとるかは、都道府県などの事情によるとされていますが、地域のニーズなどに応じて総合的に多様な障害のある子どもたちを受け入れる学校が広がっています。

しかしながら、障害種ごとに分けた学校であるほうが、子どもたちにとって学びやすいのではないかという地域のニーズも一定数あります。その背景には、障害種ごとの学校にて蓄積されてきた教員の専門性をどのように保つかという問題があります。学校の施設面だけを考えれば、校舎などの環境を調整すれば多様な障害種の子どもたちを受け入れること自体はできるかもしれません。しかしながら、これまで障害種ごとの学校として一か所に集中してきた専門的な情報や指導技術の伝承が特別支援学校になることで難しくなり、指導の水準が低下するのではないかという議論もあります。また、多様な障害や病気のある子どもたちに適した教育課程を一つの特別支援学校の中で何種類も用意することは、運用上難しいという指摘もあります。

学校教育法第72条において、特別支援学校の目的が書かれています。そこでは「特別支援学校は、視覚障害者、聴覚障害者、知的障害者、肢体不自由者又は病弱者（身体虚弱者を含む）に対して、幼稚園、小学校、中学校又は高等学校に準ずる教育を施すとともに、障害による学習上又は生活上の困難を克服し自立を図るために必要な知識技能を授けることを目的とする」と規定されています。すなわち、特別支援学校は、①幼稚園、小学校、中学校または高等学校に準ずる教育を行うこと、②障害による学習上または生活上の困難を克服し自立を図るために必要な知識や技能を授ける教育を行うこと、の二点が目的となっています。

二〇一二年中央教育審議会において「共生社会の形成に向けたインクルーシブ教育システム構築のための特別支援教育の推進（報告）」が出され、障害のある子どもが他の子どもと平等に「教育を受ける権利」を享受・行使することの確保が目指されています。しかしながら、特別支援学校は障害や病気のある幼児児童生徒のために設置されており、障害や病気のある子どものみを対象としています。本来インクルーシブ教育では障害などにかかわらず、特別の教育的ニーズのある子ども（例えば貧困など家庭環境の厳しい子ども、言語的・文化的にマイノリティの子ども、突出して知能が高い子どもなど）を対象にする必要があります。本当の意味でのインクルーシブ教育システム構築に向けては、一九九四年のサマランカ声明や二〇一六年批准の障害者権利条約といった国際的なインクルーシブ教育の動向と足並みをそろえながら、特別支援学校の教育に関わる法的な整備が求められています。

■特別支援学校に通う子どもたち

特別支援学校の対象となる幼児児童生徒の障害の程度は、学校教育法施行令第22条の3で、**表1**のように示されています。

文部科学省（2020）によると、二〇一八年度に全国の特別支援学校数は千百四十一校で、在籍する幼児児童生徒数は十四万三千三百七十九人となっています。十年前の二〇〇八年を見ると、学校数は千二十六校、幼児児童生徒数が十一万二千三百三十四人でした。全国の幼児児童生徒数は十年間で約百万人減少しているにもかかわらず、特別支援学校に通う子どもの数は約三万人大幅に増加していることがわかります。

表1　学校教育法施行令第22条の３に示されている障害の程度

視覚障害者	両眼の視力がおおむね0.3未満のもの又は視力以外の視機能障害が高度のもののうち、拡大鏡等の使用によっても通常の文字、図形等の視覚による認識が不可能又は著しく困難な程度のもの
聴覚障害者	両耳の聴力レベルがおおむね60デシベル以上のもののうち、補聴器等の使用によっても通常の話声を解することが不可能又は著しく困難な程度のもの
知的障害者	1.知的発達の遅滞があり、他人との意思疎通が困難で日常生活を営むのに頻繁に援助を必要とする程度のもの 2.知的発達の遅滞の程度が前号に掲げる程度に達しないもののうち、社会生活への適応が著しく困難なもの
肢体不自由者	1.肢体不自由の状態が補装具の使用によっても歩行、筆記等日常生活における基本的な動作が不可能又は困難な程度のもの 2.肢体不自由の状態が前号に掲げる程度に達しないもののうち、常時の医学的観察指導を必要とする程度のもの
病弱者	1.慢性の呼吸器疾患、腎臓疾患及び神経疾患、悪性新生物その他の疾患の状態が継続して医療又は生活規則を必要とする程度のもの 2.身体虚弱の状態が継続して生活規則を必要とする程度のもの

（文部科学省、学校教育法施行令22条の３より）

■特別支援学校への就学支援

従来、学校教育法施行令第22条の3に該当する障害の程度である子どもは特別支援学校への就学が原則となっていました。しかし、二〇一三年、就学に関する手続きとしてこれまでの原則を改め、本人・保護者の希望を最大限に尊重しながら小・中学校又は特別支援学校のいずれかを判断・決定する仕組みに改正されています。また、特別支援学校と小・中学校の転学についても、障害の状態だけでなく、教育上必要となる支援の内容をはじめ、地域の教育体制の整備状況などによって柔軟な転学の実施に向けて検討できる規定となっています。このような改正によって、障害や病気のある子どもたちの学ぶ場の選択肢が広がっています。

特別支援教育や特別支援学校という名称も社会的な認知が広がりました。しかしながら、特別支援学校で行われている学びの営みについて、詳しく理解している一般の方はそれほど多くないでしょう。特別支援学校の存在が身近になかった保護者は、障害のある子どもを育てる立場になってから初めて特別支援学校を詳しく知ったという方も少なくありません。特別支援学校のことを深く知らない保護者にとって、我が子の就学先として未知の世界である特別支援学校を選択することは大変な決断が必要となるのです。

私は普段、幼児の保護者から就学に関する相談を受けることがあります。就学を控えた特別の支援を必要とする子どもの保護者にとって、学校選びは大変な悩み事になっています。これまで私が経験してきた就学に関する相談において、最も多い質問は次のようなものでした。

「うちの子には小学校の特別支援学級と特別支援学校とで、どちらが合うのか」

保護者からこのような質問を受けた際、私は小学校の通常の学級、特別支援学級、通級による指導、特別支援学校、それぞれを選択することによる利点や強み（メリット）を伝えるようにしています。それぞれの学びの場には当然、難点や弱みもあります。私に相談を寄せてくれる保護者は就学について大きな不安を抱いている方が多くいます。不安を少しでも解消することを目的として、まずはそれぞれが持つ学びの利点や強みに違いがあることを知ってもらうようにしています。そして、それぞれの学びの場が持つ特徴（利点や強み）の中から、本人が最も望む育ちのニーズ（教育的ニーズ）は何か、保護者として子どもに優先して身につけてほしい力（願う子どもの姿）は何かを一緒に考えるようにしています。本人・保護者がこれから始まる学校生活や学習に対して前向きに捉え、より主体的に学びの場を選択できるようなお手伝いをすることが最も大切な就学支援だと考えています。

特別支援学校に子どもが入学した後、次のような保護者の言葉をよく耳にしました。

「実際に入学するまでは、特別支援学校のよさがわからずに否定的に捉えていた」
「特別支援学校しか選択肢がないと思い、不安ながらに入学した」
「きょうだい（兄・姉）の通う小学校とは違う学校に通わせることを不安に感じていた」

就学を控えた子どもの保護者は多くの不安を感じています。家庭の事情によって生じる不安もさまざまに違います。就学支援として周囲から受けた支援がどのようなものであるかによって、本人や家族のその後の学校生活の受け止め方につながるものと考えます。現在は本人・保護者の希望を最優先に考えて就学支援が進められます。特別の支援を必要とする子どもたちと共に過ごす立場である私たちは、特別支援学校を含む学びの場の現状をよく理解しておく必要があるでしょう。支援者として、それぞれの教育環境における違いを明確に整理して伝えることが、本人・保護者の自己選択を支えることにつながります。

■特別支援学校での教育内容

特別支援学校の教育課程は、幼稚園に準ずる領域、小学校・中学校・高等学校に準ずる各教科、特別の教科の道徳、特別活動、総合的な学習の時間が基本となりますが、その他に「自立活動」という領域が設けられていることが最大の特徴です。

自立活動の目標は、特別支援学校幼稚部教育要領小学部・中学部学習指導要領（2017）において「障害による学習上又は生活上の困難を改善・克服をするために必要な知識、技能、態度及び習慣を養い、もって心身の調和的発達の基盤を培うこと」とされています。自立活動の内容は「健康の保持、心理的な安定、人間関係の形成、環境の把握、身体の動き、コミュニケーション」の六区分二十七項目で構成されています。その中から個々の実態に合わせて必要な項目を選定して取り組むことが自立活動の指導の特色となります。すなわち、各教科のように、すべての内容を取り扱うのではなく、個別の指導計画に基づき、学習上または生活上の困難を改善・克服するために一人一人の教育的ニーズに合わせたオーダーメイドの教育を行うということになるのです。

知的障害のある幼児児童生徒の教育課程では、児童生徒の実生活に結び付くような独自の各教科の内容を設定していることが大きな特色です。また実際の指導を展開する際には、「各教科などを合わせた指導」として各教科、特別の教科の道徳、特別活動、自立活動の内容を合わせて学習内容を構成するなどして効果的に学習する場合があります。具体的には「遊びの指導、日常生活の指導、生活単元学習、作業学習」があります。

■特別支援学校で学ぶことの利点と弱点

特別支援学校で学ぶことの利点には、一人一人の教育的ニーズに応じた教育がなされる点が挙げられます。特別支援学校で学ぶことは、学習内容・指導方法についてより専門的な配慮がされているため、子どもたちにとって学びやすさにつながることは期待できるでしょう。しかし、同時に弱点となる側面も考えておく必要があります。一般の小・中学校に比べ、特別支援学校では友だち同士での関わり合い、学び合いの機会や時間は少なくなりがちです。広い地域から通学する特別支援学校では、小学校単位などの近隣の子どもたちが一緒に学ぶ機会は多くなく、地域での友だちとのつながりは少なくなります。特別支援学校学習指導要領解説自立活動編（2018）によると、二〇一六年に批准された「障害者権利条約」において提唱されているインクルーシブ教育システムの理念の実現に向けて、幼児児童生徒一人一人が障害の有無やその他個々の違いを認め合いながら共に学ぶことを追求する、いわゆるインクルーシブ教育システム構築のための特別支援教育が推進されていると述べています。インクルーシブ教育システムは、多様な人が集まり、互いを尊重し合うからこそ可能になるものと考えます。特別支援学校で学ぶことで、学力や卒業後の就労に向けた力など「子どもの個の力を伸ばす視点」を大切にするのか、それともその他の学びの場で多くの友だちとのつながりなど「地域の仲間と共に育つ視点」を大切にするのかによって、学校選びはずいぶんと違うものになっていくのでしょう。

② 特別支援学校での教育の実際

■特別支援学校で学び合うあなた（子ども）と私（教師）

私が特別支援学校の教師になった初年度のことです。肢体不自由を主として、知的障害や発達障害などを有する小学部三年生五人が在籍する学級の副担任として子どもたちと出会いました。その学級において複数の科目を担当しましたが、特に国語の授業での気づきが印象に残っています。知的障害特別支援学校の教育課程を用いて学習する子どもたちにとって、生活に結び付く学びとなるように教材研究を重ね、「アリとキリギリス」の物語を教材とした学習を計画しました。ご存知の通りイソップ童話で有名な「アリとキリギリス」においては、働き者のアリと自由気ままに生きるキリギリスが登場人物として出てきます。アリは夏の猛暑の中、一生懸命に仕事をしたおかげで寒い冬でも暖かい家の中で食事をすることができます。一方、自由に過ごしていたキリギリスは冬になると食べる物がなくてつらい思いをするという物語です。この物語を使って国語の「話す・聞く・書く・読む」力の育成はもちろんのこと、道徳の「正直・誠実」、「節度・節約」の内容を合わせた学習にしたいと考えました。また、学習のテーマとして「努力するものは報われる」ことを子どもたちに伝えたいと思っていました。国語の授業を進める中でクラスの人気者であるタカヤくん（仮名）の言葉に大変驚いたのです。

タカヤ　「先生。ぼくがアリだったら、冬にキリギリスを家に入れてあげて、一緒にご飯を食べたいと思う」

私　「（タカヤくんは甘い考えになっているだろう。将来、社会に出るために正しい認識を伝えなくては。）アリは夏にがんばって働いていたよね。キリギリスはどうしていたかな」

タカヤ　「バイオリンをしていた」

私　「そうだよね。キリギリスはバイオリンを弾いていたよね。お仕事はしていたのかな」

タカヤ　「していない」

私　「そうだよね。キリギリスはお仕事をしていなかったから、ご飯は食べられないよね」

タカヤ　「（納得いかないような表情で）ご飯がたくさんあるのなら、みんなで一緒に食べたほうがいいと思う。給食も友だちと一緒に食べるほうがおいしいから……」

私は、タカヤくんの最初の発言に対して、教師として正しい道徳観を教えなければならないと感じ、「努力して働かなければ、豊かに暮らすことができない」ことを伝えようとしました。「周囲の人から努力していると見られるアリのような人のみが報われて当然」であるという考えが、当時の私の心のどこかにありました。また、私自身の道徳観が正しいものであると思い込んでいました。思い込みは当然、普段の私の言動や行動に表れますから、前述のようなタカヤくんとのやりとりになったわけです。私がいかに自分の勝手な価値観で子どもたちとつながろうとしていたのかについて、タカヤくんの言葉が私に気づきを与えてくれました。

特別支援学校の教師は、子どもたちの将来が豊かなものとなるよう日々の学習活動を展開しているはずです。私も教師として豊かな社会の創造のため、障害のある・なしにかかわらず共に生きる社会（共生社会）の構築を目指しています。その私自身が、一方的な視点でしか社会を見つめることができていなかったのです。タカヤくんの言葉が「価値観は人それぞれ違う」という当たり前のことを私に教えてくれました。それから、一人一人の子どもを理解したいという思いがより一層高まり、子どもたちと深くつながることができるようになったと感じています。

教師は子どもと関わるときに自分が「教える立場」で、子どもは「学ぶ立場」という考えになりがちではないでしょうか。特別支援学校で教師生活を始めたばかりの私も「あなた（子ども）に教えてあげる」という立場で関わっていたのだと思います。しかし時によって子どもたちは、新たな視点や考え方を教えてくれる私にとっての「先生」でもあったのです。それから、学校という学びの場では、教師も子どもも「互いに学び合う存在」であると考えられるようになりました。教師として初めて出会った子どもたちの言葉が、私の教師としての礎を築いてくれたのです。

教師だけでなく、専門的スキルを持つ支援者は「私とあなたの関係」を「支援者と被支援者の揺るぎない関係」として捉え、関わりを深めていこうとすることがあるでしょう。専門的知識や技能を得れば得るほど、相手に対して自分が支援してあげる立場という錯覚に陥るかもしれません。自分の行動や意図とは別の存在である他者がいるからこそ、私たちは自分の存在や考えを明確に認識することができるのだと考えます。他者の存在が、自分の存在を明らかにしてくれるのです。私が特別支援学校の子どもから教えてもらったように、新たな学びは自分以外の他者から得られる場合が多いものです。他者との関わりの中からどのような学びを深め、自分の考えを広げることができるかが支援者としての成長に影響を与えるのでしょう。ともすると、専門的スキルを持つ者が一方的に支援者としての立場で存在し続けることはなく、常に教え・教えられる立場として支援者と被支援者は役割を交替させながら、互いに共生していると考えています。

■個別の教育支援計画などをもとにした指導（計画の主体者を中心軸に置く関わり）

特別支援学校では、個別の教育支援計画・個別の指導計画に基づき、子どもたちの学習をより豊かなものにするための取り組みがなされています。

個別の教育支援計画とは、障害などのある幼児児童生徒一人一人のニーズを正確に把握し、教育の視点から適切に対応していくという考えのもと、長期的な視点で乳幼児期から学校卒業後までを通じて一貫して的確な支援を行うことを目的として作成されるものです。また、教師のみならず子どもの育ちに関わる保護者や多様な専門家が作成・策定に参画し、多面的に実態把握を行いながら幼児児童生徒一人一人の教育的ニーズを明らかにするなど、家庭および地域や医療、福祉、保健、労働などのさまざまな機関との緊密な連携・協力を確保するために不可欠なものと言えます（全国特別支援教育推進連盟、2019）。

個別の指導計画とは、個々の幼児児童生徒等の障害の状態等に応じて各教科などの指導内容・指導方法の工夫を検討し、適切な指導を計画的、組織的に行うという考えのもと、実態に応じたきめ細やかな指導を行うことを目的として作成されるものです（全国特別支援教育推進連盟、2019）。

個別の教育支援計画・個別の指導計画どちらの計画においても、当事者である本人とその育ちに関わる保護者の教育的ニーズを踏まえて検討することが最も大切になります。どのようにして本人・保護者の教育的ニーズを把握し、計画の軸に置くことができるかという取り組みが、その後の支援内容に影響を与えるものと考えます。計画の作成・運用においては、本人・保護者の教育的ニーズの把握と共に、子どもの実態把握も重要となります。過去の計画や反省を参考にしながら、発達検査などの客観的評価（アセスメント）も有効活用し、根拠（エビデンス）に基づく計画の作成・実施・評価・改善が必要となります。

特別支援学校において、個別の教育支援計画・個別の指導計画をもとに指導を展開した中で、教師である私が子どもと保護者の思いに沿えず、適切な支援・指導ができなかった事例を取り上げます。

ユウタくん（仮名）は肢体不自由と知的障害、発達障害を合わせ有する小学部二年生の児童です。私が担任として出会った四月のユウタくんの実態は、スプーンで食事をすくえるようになり始めた頃でした。昨年度の引き継ぎ資料を参考にしてユウタくんの実態を確認した私は「自分でスプーンを使って食事ができる」ことを重点目標の一つに掲げて指導計画を作成しました。指導を充実したものとするため、外部専門家である作業療法士などの助言を受けながらユウタくんの課題を一つ一つ丁寧に取り上げて学習を進めました。一年後のユウタくんは、給食の時間に自分の力で食事ができるようになりました。担任の私は彼の成長を喜び、年度末の保護者懇談会で誇らしげにお母さんに学習の成果を伝えたところ、意外な言葉が返ってきたのです。

母「本当は、一人でご飯を食べることについて、ここまで教えてほしくなかった……」
私「（驚いて）なぜですか。ユウタくんは一人で食べられるようになって、すごい成長ですよね」
母「うちでは困るのです……」
私「どういったことでしょうか」
母「本当は、大人のお手伝いを上手に受けられる子に育ってほしいと思っていたのです……」

驚いた私はお母さんから理由を詳しく聞きました。ユウタくんには幼い弟がいました。弟も発達障害の特性があるということはお母さんから聞いていたので、担任の私も知っていました。しかし、私自身が弟の実態を全く理解していなかったのです。ユウタくんは自分で食べたい気持ちが強くなった反面、他の人に食べさせてもらうことが苦手になっていました。また、すべての食事を上手に口に運ぶことができないため、食べこぼしが周囲に広がってしまう状態でした。自宅では自分で食べたがるユウタくんの食べこぼしを弟が拾い、家中の壁に塗りつけて遊んでしまうという事態が起こっていたのです。

「本当は、大人のお手伝いを上手に受けられる子に育ってほしいと思っていたのです……」と悲しそうに話すお母さんの言葉を聞いて、私はいかに独りよがりの支援・指導をしていたのかということを、一年の終わりである年度末にやっと気づいたのです。担任の教師としてユウタくんと家族を理解できていなかったことへの申し訳ない気持ちと、独りよがりの教育をしていた自分への恥ずかしい気持ちが大きく私の心を揺さぶりました。私は「自分で食事ができることは子どもの成長にとって素晴らしい」と勝手に考え、またも自分の価値観だけで子どもに指導をしていたのです。学校教育の中では、どのようなことでも「できるようになることはよい」と捉えるきらいがあります。特に私は障害による学習上・生活上の困難がある子どもたちにとって、「新しくできるようになることこそが教育の成果である」という考え方にとらわれ過ぎていました。ユウタくんとお母さんによって、家庭の事情によっては育ちのニーズに違いがあること、成長の成果として喜ぶ視点や価値観に違いがあることを教えてもらいました。

個別の教育支援計画・個別の指導計画は、本人・保護者が主体となり支援内容などについて学校の教師と合意形成を行うために用いられます。当時の私は子どもに対する自分の思いと、外部専門家の意見だけを中心にした計画としてしまっており、子どもと保護者を計画の中心軸に置くことができていなかったのです。過去の計画・反省や客観的アセスメントを活用することはもちろん大切ですが、「今の本人と家族」をそのまま受け止めることが、本当の意味での教育的ニーズに合わせた計画につながるということを学ぶ機会となりました。ユウタくんとお母さんから大切なことを教わって以降は、計画に示した目標・手立てについて、実践中に何度も本人や保護者に確認することを心がけるようにしています。個別の教育支援計画などは子どもと家庭のためであること、本人・保護者が主体であることを忘れてはいけないと肝に銘じています。

■自立活動の指導（子どもを受け止め、よりよい姿を求める関わり）

自立活動は、特別支援学校の教育課程において最も特徴的な学習の領域です。自立活動のいう「自立」とは、一般的な意味である「自分の力で独立すること」ではなく、「障害の状態などに応じて主体的に自己の力を可能な限り発揮し、よりよく生きていこうとすること」を意味しています。個別の指導計画に基づき特設される時間の指導や、学校生活全般を通した指導において、自立活動六区分二十七項目から一人一人の実態に合わせて必要な内容を選定して学習が進められます。

教師は子どもたちと関わる際、子どもの姿をそのまま受け止めたいと考えています。片や、教師として子どもに指導するときは、「今の姿よりもよりよく生きていこうとする姿（自立活動の意味する自立）」を目指し、新たに自分でできることを増やしてほしいと願っています。私は自立活動の授業を行う際、「子どもの今の姿をそのまま受け止めること」と、「よりよい姿を求めること」が両極にあり、二つを同時に考えて指導することは難しいのではないかと葛藤した経験があります。葛藤を抱えた私が、子どもとの自立活動の学習を通して気づいた点がありました。

ナオトくん（仮名）は特別支援学校の小学部三年生で、肢体不自由、知的障害、発達障害を合わせ有する児童です。発語はなく、表情や動作で自分の気持ちを表現することが得意でした。普段の習慣通りに生活することを好む彼は、慣れない活動に参加する際には涙を流したり、大きな声を出したりして活動から離れたいという気持ちを全身で表現してくれます。そのようなナオトくんと、自立活動六区分のうち「心理的な安定」を中心的な学習内容として計画し、新しい環境に慣れていこうとする授業を展開しました。

私　「今日は、この教室で勉強するよ。ナオトくんならできるはず。がんばろう」

ナオト　涙を流し、体を反らせている。近づいた私の顔を叩くなどして、この場から離れたい気持ちを表現している。

私　「(何とかしたいと思いながら) どきどきするよね。わかるよ。あそこの机までこの箱を持って行くだけだから。がんばれ」

ナオト　大きな声を出して床に横になり、両腕を振り回している。

私　「(できそうなタイミングまで待つ気持ちを込めて) 一緒にやってみよう」

ナオト　次第に声の音量を下げ、隣にいる私 (教師) の手をすっと握り、立ち上がった。

ナオトくんが苦手とする新しい環境での活動も、反復練習をすればいつかは慣れるだろうと安易に考えていた私は、「ナオトくんならできる」と彼に伝えつつ活動を強いるような学習方法を進めていました。ナオトくんにとって、非常に困難な課題であることはわかっていましたが、彼の背中を押すようにして活動の参加を促すような関わりをしていたので当然うまく進展しません。そのような中、私自身がナオトくんに対して「課題をやってほしい」と思う気持ちを抑え、「できるタイミングで一緒にやってみよう」と考えるようにしました。すると、彼の心が動き出し、私の手を取って「やってみてもいいよ」といった気持ちを表現してくれたのです。これまでは、ナオトくんに自分でできることを増やしてほしいと教師として願うあまり、彼の目指す姿ばかりに注意を向けていました。教師としてナオトくんの今の姿を全く受け止めていなかったのです。

活動という場を演劇の舞台に喩えて考えてみると、私はナオトくんが舞台に立って演技ができるようになってほしいとばかり願い、舞台袖からナオトくんを押し出すような関わりをしていました。それでも舞台に立つことが難しいと感じたときは、私が先に舞台に上がり、ナオトくんを引っ張り出そうとするように関わっていたのです。しかし、そのような関わりでは、ナオトくんが自立活動の学習として主体的に舞台に立つことは難しかったのです。ナオトくんの心が動いたのは「二人で一緒にやってみよう」という私の気持ちが伝わった瞬間でした。教師は子どもに「課題を取り組ませよう」という立場として関わるのではなく、「一緒に課題に挑戦しよう」とする姿勢を伝えることが必要ではないかと考えます。これは、学習活動がうまく進まず、失敗体験を味わう子どもたちの痛みを教師である私が自分事としてわかち合うことであると考えます。「あなた（子ども）だけに痛みを味合わせない」という私（教師）の決意を、子どもたちに届けることが必要ではないかと気づいたのです。①今の子どもの姿を認め、そのままを受け止めること、②これから目指す姿を具体的にイメージすること、この二つを交わらない両極として考えるのではなく、前に進んでいくための平行に置かれた車の両輪として捉えることが子どもと教師との関係に必要な営みになると考えています。子どもの姿をそのまま受け入れるということは、うまく活動が進まず困っている姿を、安易に「障害による個性」とひとくくりにして、見守る関わりとは違います。難しい場面に直面しているあなたと共に痛みを味わいながら歩を進める伴走者としての関わりが必要なのです。伴走者は子どもの今の姿を受け止め、子どもの歩調に合わせることはもちろんのこと、時には相手にも歩調を合わせてもらえるよう工夫し、伴走者として自分も課題に対して前に進んでいく姿勢を伝えることが、子どもとの絆を強くするのでしょう。

■各教科などを合わせた指導（キャリア教育の視点を活用した関わり）

特別支援学校における知的障害のある児童生徒の教育課程として、学校教育法施行規則第130条第2項に基づく「各教科等を合わせた指導」があります。「各教科等を合わせた指導」とは、各教科、特別の教科の道徳、特別活動、自立活動の一部または全部を合わせて行うことを言います。その代表的なものに、日常生活の指導、遊びの指導、生活単元学習、作業学習があります。「各教科等を合わせた指導」は、児童生徒の実態や特性に応じて、より日常生活に即した具体的かつ総合的、また主体的かつ意欲的に取り組むことを目標とした指導形態となります。

キャリア教育とは、学校の教育活動を通して長期的な展望をもち、幼児児童生徒一人一人の発達に応じて必要な基盤となる諸能力や態度を育てることとされています（宮本、2017）。キャリア教育の目標として、学習の中で社会事象を関連付けて学ぶこと、仲間と協力して課題に取り組み困難を乗り超えることで未知の経験に挑戦する勇気・意欲・持続力を体得すること、一人一人が希望を持って自立的に自分の人生を選択して切り開いていく力や態度を育てること、などが挙げられています。

キャリア教育の視点を活用した各教科などを合わせた指導を通して、特別の支援を必要とする子どもとの関わりで大切にすべきことについての気づきがありました。

私が担任した特別支援学校小学部四年生五人の学級のことです。生活単元学習（各教科などを合わせた指導）として、一人一人の教育的ニーズから働くことを体験できるような学習を計画しました。個別の指導計画をもとに子どもたちそれぞれの学習目標を達成するため、テレビ番組作りという活動を題材にして、それぞれに役割を分けて働く学習に臨みました。

マサミさん（仮名）は、知的障害と自閉スペクトラム症を合わせ有する児童です。学習上・生活上の困難として、友だちなどの他者に合わせて行動を調整することが苦手な実態がありました。休み時間には、一人で教室の隅のほうに行き、自分の好きな絵本の物語を繰り返し話して楽しむ姿がありました。得意なことは、ひらがなで書かれた絵本を音読すること、決まった流れで自分の役割を担うことでした。マサミさんには、番組に出演するアナウンサー役を担ってもらいました。学習を始めた段階では、他の出演者とペースを合わせて原稿を読むことに苦労している様子でしたが、次第に友だちの様子を意識して原稿を読めるようになってきました。学習後の生活では、教室移動する際に、ゆっくり移動する友だちを待つ姿が見られたり、授業の中で友だちの様子を見て自分の行動を調整したりするなど、生活の中で「間」を取ることができるようになりました。

もう一人、コウスケくん（仮名）は、知的障害と自閉スペクトラム症を合わせ有する児童です。学習上・生活上の困難として、動きたい気持ちが強く、一つの場所に一定の時間とどまっていることが苦手でした。また、場面の変化を理解したり、始めと終わりの区別をしたりすることが苦手で、自分の思い通りにならないと癇癪を起こすことがありました。得意なことは、友だちのことを気にかけ、自分から友だちの手伝いができることでした。そのようなコウスケくんには映像を撮影するアシスタント役を任せました。主な役割はカチンコ（映画の撮影で使用する音を鳴らす板）を使用して、撮影の開始・終了の合図を友だちに伝えることです。学習を始めた頃は、カチンコを鳴らして撮影を始めた後も教室内を動いたり声を出したりしていました。学習が進むと、カチンコを鳴らす立ち位置でしばらく出演者の友だちに注意を向け続けることができるようになりました。学習後の生活では、（カチンコのように）音の出る補助具を活用することで、活動の始めと終わりを区別できるようになりました。次第に学校で流れるチャイムの音を聞いて、場面の切り替えができるようにもなりました。

テレビ番組作りを終え、まとめの学習として撮影した映像を他の学級の友だちに見てもらった後の二人の感想が印象的です。

マサミ　「（わくわくした表情で）たくさん褒められて嬉しい。友だちとお仕事をすると楽しい。もっとお仕事をしたい」

コウスケ　「（嬉しそうに興奮気味で）いっぱい『ありがとう』と言ってくれて嬉しい」

友だちとペースを合わせることを苦手としていたマサミさんが、「友だちと仕事をすることが楽しい」と話したことは、仲間と粘り強く課題に取り組むことで次の仕事（未知の経験）に向かう意欲が高まっている証であると考えます。また、「褒められて嬉しい」と表現したことについては、マサミさんが得意としていた音読を活用し、仕事の内容に組み込んだことが功を奏したと考えました。自分の得意な分野を活かして人の役に立つ体験は、子どもたちにとって生きる喜びになることをマサミさんの姿から気づくことができました。

場面の切り替えが苦手だったコウスケくんの「『ありがとう』という言葉をかけてもらって嬉しい」という発言から、人に感謝されることの喜びを味わっていたことが読み取れました。特別支援学校に通う子どもたちは普段から他者にお礼を言う機会・学習（ありがとうという感謝の気持ちを相手に伝える機会・学習）は、数えきれないほどたくさん行われています。しかしながら、自分が他者から感謝される体験（ありがとうという感謝の言葉をかけてもらう体験）は、幼稚園や小・中学校に通う子どもたちの生活と比べて、満ち足りていないのかもしれません。先にも述べましたが、特別支援学校に通う子どもたちは、常に被支援者としての役割を担わされている場合があります。被支援者として感謝の気持ちを伝える立場の体験ばかりが充実し、支援者として感謝される体験の蓄積が少ない可能性があるのです。この体験の隔たりは、障害のある・なしに関係なく共に育つ社会の形成者として自覚する心を育む機会の隔たりにもなっていないでしょうか。特別支援学校に通う子どもたちも、他の子どもたち同様に感謝される体験を意識的に積み上げられるような関わりが重要であるとコウスケくんに教えてもらいました。

友だちと力を合わせることをねらいとした各教科などを合わせた指導を通して、さまざまなキョウドウ体験（共同・協同・協働）を積むことが大切であると感じました。一つは同じ場で共に体験をする「共同体験」。二つ目は、力を合わせて共に同じことに向き合う「協同体験」。三つ目は人の役に立つために調子を合わせて働く「協働体験」です。これらの三つは、特別支援学校に在籍する子どもたちだけでなく、すべての子どもや大人にとって重要な要素であると考えます。支援者である者は、被支援者としての当事者意識をいかに持つかによって支援内容が変わると考えられています。当事者意識を育む一つの方法には、当事者と共に時間を過ごすことが有効であるとされ、当事者と共に過ごす中で当事者の思いを自分事として理解できるようになるのです。障害のある人との関わりを育むとき、私たちは支援者と被支援者という関係ではなく、互いに力を合わせ共に社会で生活する仲間としての関係と捉えていく必要があるでしょう。共に時間を過ごし（共同）、力を合わせて生活し（協同）、人の役に立つ体験を共にする（協働）ことが、互いを理解することにつながると考えます。自分の得意なことを活用し、感謝される体験を重ねることによって、新しい時代に必要となる資質能力「①知識および技能、②思考力・判断力・表現力等、③学びに向かう力、人間性等」の基礎が育まれ、「生きる力（知・徳・体の調和的発達）」につながっていくのです。

3 まとめ

特別支援学校の教師は高い専門性を求められています。特別支援学校教師としての専門性を狭い意味で考えれば、特別支援教育に関する知識・技能を高い習熟度で持つことと考えられるかもしれません。しかしそれだけでは子どもと家族が求めている教育的ニーズに応じた関わりができるとは到底思えないのです。特別支援学校という学びの場での営みは、教師が支援者で、子どもが被支援者であるという固定の関係ではありません。私たちは他者との関係の中で生き、豊かさを感じ、共に過ごすことに価値を見出しているのです。障害のある・なしにかかわらず相手という存在がいるからこそ、私がいると考えて生活していきたいものです。あなたが生きる社会があるから、私の生きる社会が豊かであると互いに感謝の気持ちを持ち、積極的に伝え合うことが共に生きる社会を形成していく関係になると考えています。そのことを知ったうえで、子どもたちの存在を事実として学び続けられる教師が特別支援学校の教師として最も専門性を持つものであると考えています。

文献

文部科学省（2017）．特別支援学校　幼稚部教育要領 小学部・中学部学習指導要領．https://www.mext.go.jp/content/20200407-mxt_tokubetu01-100002983_1.pdf（閲覧日　二〇二〇年六月十七日）．

文部科学省（2018）．特別支援学校教育要領・学習指導要領解説　自立活動編（幼稚部・小学部・中学部）．https://www.mext.go.jp/component/a_menu/education/micro_detail/__icsFiles/afieldfile/2019/02/04/1399950_5.pdf（閲覧日　二〇二〇年六月十七日）．

文部科学省（2020）．特別支援教育資料（平成30年度）．https://www.mext.go.jp/a_menu/shotou/tokubetu/material/1406456_00001.htm（閲覧日　二〇二〇年六月十七日）．

湯浅恭正（編著）（2018）．よくわかる特別支援教育［第2版］．ミネルヴァ書房．

杉野学，長沼俊夫，徳永亜希雄（編著）（2018）．特別支援教育の基礎．大学図書出版．

北川貴章，安藤隆男（編著）（2019）．「自立活動の指導」のデザインと展開　悩みを成長につなげる実践32．ジアース教育新社．

全国特別支援教育推進連盟（2019）．幼稚園・小中高等学校における特別支援教育の進め方⑤「個別の教育支援計画」「個別の指導計画」の作成と活用．ジアース教育新社．

宮本信也，石塚謙二，石川准，飛松好子，野澤和弘，大西延英（監修），土橋圭子，川島志保，今野正良，渡邉慶一郎（編集）（2017）．改訂版　特別支援教育の基礎　確かな支援のできる教師・保育士になるために．東京書籍．

第8章

高等教育段階での支援

毛利眞紀

①はじめに

日本では現在、高校を卒業した若者の八割以上が高等教育機関に進学し、約五十四%が大学に進学しています（文部科学省、2019）。障碍のある学生数も年々増加し、全国の大学では五千六十三人の発達障碍の診断を持つ学生が学んでいます（日本学生支援機構、2019）。調査で確認されたのはこの人数ですが、発達障碍特性を持っていても診断を受けていない人や大学（あるいは調査に関わる職員）が把握していない場合もあるでしょうから、実際にはもっと多いものと推測されます。

私は、心理臨床家として駆け出しの頃は障碍や発達の遅れ・偏りを持つ子どもとその保護者の相談を受ける仕事をしていました。その後十七年間、大学の学生相談室でカウンセラーとして働き、発達障碍のある学生の支援に携わってきました。学生相談で働き始めた当初はまだ発達障碍について世間でよく知られておらず、教職員から「発達障碍って何？　大学にそういう学生がいるの？」と聞かれていました。しかし平成十七年に発達障害者支援法が施行されマスコミで紹介されるようになると、年々、発達障碍のある学生の相談が増えました。以前は、相談室に来るまでは未診断で、適応上の必要性から在学中に診断を受ける学生が多かったのですが、近年では、幼児期から高校生までの間に診断を受け、入学前あるいは入学直後から適切な支援・配慮を求めて来談する学生が増えました。社会に理解が広がったことによる変化だと思われます。

この章では、学生相談カウンセラーとして働いてきた私の経験をもとにして、大学における発達障碍のある学生への支援についてお話しさせていただきます。なお、この章で紹介する事例はすべて、私の臨床経験をもとにした創作事例です。

❷ 大学に進学する前に考えておきたいこと

皆さんは高校を卒業した後どの進路を選ぶか、どの大学に行くか、どうやって選びましたか？ある学問を専門的に学びたいとか、特定の仕事に就くために必要だからといった明確な目的があった人もいれば、将来やりたいことがわからず大学生の間に考えようと思っていた人もいると思います。大学で何かをつかもうという意欲を持っていればいいのですが、目的も意欲もなく偏差値だけ見て何となく大学を選び、入学してみると思いのほか勉強が大変で大学に足が向かなくなる学生は、発達障碍の有無にかかわらず少なくありません。気持ちが折れそうになっても諦めずに卒業に向かっていける人には、どのようなものであれ大学で学ぶその人なりの理由があるようです。自分なりの学ぶ目的を持つことがとても大切です。しかし発達障碍のある学生やそのご家族には、学ぶ目的だけではなく、他にもいくつか大学選びの段階で考えておいてほしいことがあります。一つの事例をもとに考えてみましょう。

ケース1 青山くんの場合

青山くんは学部一年生の三月末に学生相談室にやって来ました。受付カードの「相談したいこと」の欄には、「単位が取れない」と小さな字で書いていました。私が「どうぞおかけください」と招き着席を促すと、青山くんは中を覗き込みながら入室し、ソファに座りました。じっと右下のほうを見ていましたが、私が向かいに座るとチラッと顔を見て、また床に視線を戻しました。左脚をカタカタと動かしています。その日は花冷えで寒かったのですが、長袖の綿シャツ一枚でした。首回りが少し汚れています。長身で痩せていますが、人懐っこさを感じさせる顔立ちです。

「今日はどのようなことで相談に来られましたか？ どのような形でもいいので話しやすいことから教えてもらえますか」と尋ねると、「単位が取れなくて……」と斜め下を見たまま困ったように笑いました。次の言葉が出てきません。「そうなのね。昨年入学して、前期の間はどうでした？」。「最初は行ってたんだけど、だんだん行かなくなって」、「そっか、試験は受けた？」、「受けたのと受けてないのと」、「後期はどうだった？」、「全然……行ってない……です」とのことで、一年間で四単位しか取れなかったそうです。青山くんの学部では規定の単位をそろえなければ、二年次進級できず留年となります。「授業に行けなくなったのはどうしてだったの？」と聞くと、首を傾げながら「何となく？ 朝起きれなくて……？」と答えました。「そうですか。大学に入る前はどうでしたか？ 小中高で学校に行けなくなることはなかった？」、「中学生のときにちょっと」。「何年生かな？」、「一年生だったような」。「そのときはどうして行けなくなったの？」、「なんて言うか……。朝起きれなくなって」。「そうでしたか。そのとき、誰かに相談した？」、「あー、したような……」と答えました。私の質問に対して青山くんの受け答えは「○○だったような」というものが多かったのですが、不真面目な印象は受けませんでした。むしろ、話すのが苦手なのに一生懸命答えてくれたと感じました。また、気温に適さない少し汚れた衣服からは、身の回りのことが十分できていないかもしれないと思いました。「四月からはがんばりたい」という彼の希望もあり、定期的にカウンセリングを行い前期の単位取得に向けてサポートすることにしました。

前期の授業が始まり、数回のカウンセリングを重ねると青山くんの困り事が具体的に見えてきました。青山くんは大学の近くで一人暮らしをしており、通学に十分もかかりません。でも、朝起きることができず、週四日入っている一限目の授業に行くことができませんでした。生活の様子を聞くと、家ではいつも動画を見たりゲームをしていて、寝る時間は深夜二時だったり明け方だったりでバラバラでした。一限目に入っている授業はどれも必修科目なので出席しなければなりません。私は青山くんと話し合い、夜は十二時までに寝て朝は七時に起きる約束をしました。また、食生活について尋ねると、規則正しく食事をとっておらず、気が向いたときにいつも同じ店に食べに行っているとのことでした。ゴミ捨てが面倒なので料理はしないし、惣菜や弁当も買ってこないのだそうです。飲み物は、決まったメーカーの炭酸ジュースを飲んでいるそうです。学業もさることながら、私は健康面が心配になりました。「生活面のサポートを協力してもらえないか相談するために親御さんに連絡を取らせてもらってもいいですか？」と聞くと、青山くんはためらう様子もなく「はい」と答え、実家の電話番号を教えてくれました。

私が実家に電話するとお母さんが出ました。私から電話があることを青山くんから聞いていたそうです。お母さんは、きちんと大学に通えていないことを心配していたものの、祖父の介護に加えて妹と弟の世話があり、青山くんの様子を見に来ることができなかったとのことでした。中学生で学校に行けなくなったときのことを尋ねると、睡眠が乱れ、学校に行っていないことで親と衝突して暴れ、医療機関で相談したら自閉スペクトラム症（以下ＡＳＤと記す）の診断を受けたとのことでした。お母さんは、これからは朝晩と青山くんに電話をかけて夜は寝るように促し、朝は起こすようにする、簡単に食べられるものを定期的に下宿に送るようにすると約束してくれました。

その数週間後、お父さんが学生相談室を訪ねて来ました。こちらに来る前に青山くんの下宿に寄ったそうで、「玄関に空のペットボトルがずらっと並んでてびっくりしましたよ！」と豪快に笑いました。部屋の中がひどく散らかっていたので、掃除をしてきたとのことでした。青山くんも渋々手伝ったそうです。「どうしてできないんですかね？　実家だと甘えてやらないけど、一人暮らしをしたらちゃんとするんじゃないかと思ってたんですけど。こちらで指導してもらえませんか？」、「規則正しい生活習慣を維持することや身の回りのことが自分でできることは、大学生活の前提です。入学する前に練習しておく必要があります。本来は大学で指導することではないのですが、もしかしたら片付けの苦手さもあるのでしょうか？」、「中学のときに行った病院で注意欠如・多動症（以下ＡＤＨＤと記す）とも言われました。でも、私には甘えとしか思えないんですけどね」。「そうでしたか。私たちが甘えや努力不足という理解でいると、本人の改善意欲もわいてこないように思います。私も青山くんと改善策を話し合い経過を一緒に見ていきますので、お父さまも時々下宿に来て身の回りのことを手伝っていただけますか?」とお願いすると、お父さんは「わかりました」と承諾し、月に一、二回、片道四時間ほどかけて青山くんの下宿に通うようになりました。

両親の協力を得て、青山くんは生活習慣と授業出席という基本的なところから改善に取り組むことになりました。しかしその過程は順調ではなく、睡眠リズムの乱れや動画・ゲームへの過集中、注意のそれやすさについては専門医に相談し、服薬治療も開始しました。そして、週の半分程度の授業に出席できるようになるまでに二年近くの月日がかかりました。また授業に出られるようになっても、話すことや文章を書くことが苦手な青山くんは授業内での発表やレポート作成に苦労し、何度もくじけそうになりました。壁にぶつかると青山くんは、「これといってやりたいことがあるわけではない。何となくこの大学を選んだ」と話し、「何でこんなことをしてるのかわからなくなる」とこぼしました。応援してくれている両親への申し訳なさからいたたまれなくなり、引きこもってしまうこともありました。それでも、「大学を卒業したい」という気持ちが支えとなり、六年かけて卒業することができました。

学生相談室ではしばしば青山くんのような学生に出会います。青山くんは一生懸命勉強して大学に入りましたが、大学で、あるいは卒業後にやりたいことがはっきりしていませんでした。そして、先生や親の勧めで大学を選び、実家から離れた街で一人暮らしをすることになりました。しかし、当時の青山くんは一人暮らしに必要な身辺自立ができておらず、睡眠リズムが乱れやすく、授業や勉強などのやるべきことよりも動画やゲームといったやりたいことに流されやすい自律的行動の苦手さがありました。学習面では文章を書くことが苦手でした。青山くんのように、発達障碍のある学生はそうでない学生と比べて、苦手なことや経験する困難が多いように思われます。それだけに、大学で学ぶ自分なりの目的を持つことに加えて、受験する前に大学生活全般を見通して、自分に合った大学・学科を選ぶことが大切です。例えば、受験を検討している大学・学科の教育の仕方（講義中心なのかグループディスカッションやプレゼンテーションなどのアクティブラーニングが中心なのか、どんな実習がどの程度あり卒業要件となっているのか、など）や、学内の支援体制（障碍学生支援室や学生相談室があるか、入試・授業・大学生活においてどのようなサポートがなされているか、など）、大学がある場所（実家から通えて家族のサポートが得られるのか、一人暮らしや寮生活をする必要があるのか、通学経路に慣れることができるか）などについて調べ、自分に合っているかを考えたうえで大学を選ぶことが望ましいです。教育の仕方や支援体制は、大学のホームページや入学案内冊子からある程度知ることができますが、大学の学生支援に関わる事務窓口や障碍学生支援室、学生相談室、学科の教員などに連絡を取り、情報を得ることもできます。できるだけ具体的な情報を集めることが大切です。学内の相談員は、学生が持つ特性と実際の教育・活動内容を照らし合わせながら、具体的な情報を提供することが求められます。そのため、心理職や福祉職などとしての専門知識を持つだけではなく、自分が勤務する大学の学科・研究科の教育について理解するよう努め、教職員とのネットワークを持ち、学生や受験生が来たときに適切な情報と支援を提供できるように準備しておくことが大切です。

それから、自律的な生活習慣が身についていないことは、大学生活の大きな障壁になります。睡眠リズムの問題があって規則正しい生活の維持が容易ではない人や、ＡＤＨＤやＡＳＤにより自分を律して計画的に行動することが苦手な人も、少なくとも、問題意識を持って自ら改善に向けて取り組む姿勢を身につける必要があります。大学の時間割はセメスター制なら半年ごとに、クォーター制なら二か月ほどで変わります。課題や試験、単位認定の要件は授業によって異なります。遅刻や欠席が多く単位取得が心配な状況であっても、原則として本人の責任ですので誰も声をかけてはくれません。自分で修学状況を把握し、単位取得に向けて自己管理をしながら学習を進める必要があります。学部四年生や大学院生になって研究が始まると、見通しの持ちにくい大きな研究課題に一～二年かけて取り組むことになるので、自律性・計画性が備わっていないと卒業まで到達できません。規則正しい生活や自律的・計画的な行動・学習が苦手な人はそのことを自覚して、自分なりに試行錯誤したり（タイマーやリマインダーなどのツールを活用することも）、学内の相談員や教員、家族などに協力を求めて一緒に計画を立ててもらったり、自分のスケジュールや必要な情報を共有して適時声かけをしてもらうなどのサポートを得ていくとよいでしょう。

大学生活では自律性と主体的なサポートの活用が大切になります。必要に応じて主体的にサポートを活用することは自立した行為です。しかし、自立的な援助要請は、受け入れるのが容易ではない困難と向き合う成熟した心の構えのもとに可能になることのように思われます。若い人にとって簡単なことではないでしょう。困難を抱えながらの自立に向けた心の準備は少しずつ少しずつ進みます。大学生活でもそのプロセスは進みますが、入学前から家族や教員、スクールカウンセラー、支援機関や医療機関の心理職や医師といった周囲の人との関わりの中で考える材料を提供し、自分に合った大学生活を選ぶ手助けをしていただけたらありがたいです。

③ 大学における支援

■学修に関する支援

発達障碍について学んでおられる皆さんは既にご存知かと思いますが、一口に発達障碍と言ってもASD、ADHD、限局性学習症（以下SLDと記す）とあり、睡眠障害や不安、気分障害などの併存症を持つことも多く、抱える特性や困難は人によってさまざまです。学生本人の特性に加えて、授業や実習の内容によっても必要な支援は変わります。学修に関する配慮や支援の仕方は本人や家族、主治医、高校での支援者、学科の教員や履修する授業の担当教員などから詳細な情報を得ながらオーダーメイドで考える必要があります。大学における合理的配慮の基本的な考え方や具体的な配慮・支援方法のアイデアについては、日本学生支援機構が発行している「教職員のための障害学生修学支援ガイド（平成二十六年改訂版）」や「発達障害のある大学生への支援」

（高橋知音編著、金子書房、2016）といった書籍で紹介してありますので、そちらをご参照ください。発達障碍のある学生への学修支援で留意してもらいたいのは、必要な配慮や支援はその時々で変わるということです。実際に支援してみればわかることですが、例えば、音や人刺激に対して過敏なＡＳＤの学生が、一年生前期の期末試験で別室受験を求めたけれども、二年生では大学に慣れ、少人数クラスで教員との関係もよかったために安心し、別室受験を必要としなくなることもあります。反対に、以前は必要としなかった配慮が、本人のコンディションの悪化や活動内容の変化によって必要になることもあるでしょう。障碍学生支援コーディネーターや学修支援に関わる相談員は、必要な配慮について担当の教職員にお願いしたら任務完了ではなく、授業や実習などの活動内でどのように配慮が実行され、その経過がどうなっているのかを本人や関係者から聞いて（時には様子を見に行って）把握し、本人が学修に取り組みやすいように環境の最適化（ただし、教育目標を変えることなく、教職員・大学にとって過重な負担のない範囲とする）に継続して取り組むことが求められます。平成二十八年に施行された障害者差別解消法が後押しする形となり、全国の大学では障碍学生支援室などの障碍のある学生の支援を行う窓口が設置されるようになりました。しかし、その体制や支援の実際は大学によりさまざまです。前節で述べたように、受験生は自分が受ける大学の支援体制について調べておくことが望ましいですし、大学で働く心理職や相談員は、勤務する大学の支援体制やサポート資源に合わせて役割を担っていくことが求められます。

近年では、大学でもグループワークやプレゼンテーションといったアクティブラーニングが導入されるようになりました。あまりアクティブラーニングを行わない学科でも、多くの場合四年生になると卒業研究が始まりますし、三年生の終わりから就職活動が始まります。すると、それまでの受身型学習では優秀な成績を修め問題なく過ごしていた学生でも、自分から発信することを求められる課題に対処できずつまずくことがあります。法則性の理解や暗記に長け、教科書などから整理された情報を修得することが得意な一方で、自分で課題を設定して自由に論を巡らせたり、内省しながら自分を表現するのが苦手なタイプがＡＳＤの人に多いようです。また、ＳＬＤの連続線上にあると考えられるのですが、話すことや作文・構文の困難を持つ学生も、自己発信型の課題や卒業期の課題でつまずくことがよく見られます。ここで一つ事例を紹介します。

ケース２　風見くんの場合

風見くんは学部二年生のときに一度だけ、レポートが書けないと学生相談室に相談に来ていました。対応の仕方を一緒に考えようと継続相談を提案しましたが、二回目の予約の前に受付で「やっぱりもう大丈夫です」とキャンセルしてしまいました。しかし、悩んでいるような顔をしていたのが気になり、その後何度か私から電話やメールで連絡を取りましたが返事はありませんでした。

二年後、四年生の六月に研究室の佐田先生に連れられて風見くんが再来しました。その二日前、佐田先生は一人で相談に来ていました。佐田先生の話では、風見くんの授業態度は真面目で、研究室配属前の成績は学年の真ん中より少し下くらいとのことでした。ただ、レポート課題はどれも、書いてくる文章量が極端に少なかったそうです。「話すことや文章を書くことがひどく苦手なのではないか？」と佐田先生は言いました。私も同意見でした。佐田先生は、「就職活動もできていないようです。研究室では毎週ゼミがあり、メンバー全員で研究報告や文献発表があります。だから悩んでいるんじゃないかと思うのですが、尋ねても『大丈夫』と言うのです。どうしてあげるのがよいのでしょうか？」と心配していました。二年ぶりに会った風見くんは少し体がしっかりしたようですが、伏し目がちで悩みを抱えていそうな表情は当時と変わっていません。私が「佐田先生が、ゼミでの発表やレジメの作成のことで風見くんが悩んでいるのではないかと心配していたんだけど、どうですか？」と言うと、「それは……はい」と頷きました。細かく尋ねると、自分なりに考えることはあるけれどまとまらず、言葉で表し文章にすることが難しいようです。しかし、「でも、自分で何とかしないと」と風見くんは言いました。「自分で何とかしないとと思っているのね。でも佐田先生も私も、風見くんが一人で悩んでいるんじゃないかと心配していて、少しでもやりやすくなる方法がないか一緒に考えたいと思っているんだ」と伝えると、「ありがとう、ございます」と困ったような笑顔で答えました。佐田先生からは「研究報告を個別でやってもいいよ」と提案されました。でも、風見くんは首を縦に振りませんでした。カウンセリングでも話し合いましたが、首を縦に振りかけては「でもやっぱり」と横に振り直すことを繰り返していました。自分だけ特別な対応をしてもらうことが受け入れられないようでした。私は「あなたにとって取り掛かりやすいやり方から始められたらいいと思う。でも、気持ちがしっくりこなければ返事を急がなくていいので、少し考えてどうしたいかまた教えてね」と伝えていました。

しかし、七月の半ば頃から風見くんは研究室にも学生相談室にも来なくなってしまいました。電話も通じません。同級生が下宿を見に行ってくれましたが、チャイムを鳴らしても応答はありません。佐田先生は風見くんの父親に連絡を取り、下宿の様子を見に行ってもらいました。父親が訪ねてもやはり応答はなく、合鍵で中に入ると、風見くんの姿はありませんでした。両親は泣きながら風見くんが行きそうなところを探し回りました。警察にも相談しました。佐田先生も「心配しているつもりが彼を苦しめていたのではないか」とうなだれ、泣いていました。私もどうしてあげたらよかったのだろうかとグルグル考え、自分の無力さを情けなく思いました。そして万が一、命に関わることがあったらと考えると不安で仕方がありませんでした。風見くんはその後も見つかりませんでしたが、両親は風見くんの銀行口座に定期的にお金を振り込み、そのお金が少しずつ引き出されている記録を見て彼が生きていると希望を持ち、根気強く探し続けました。

そして三か月が過ぎた頃、下宿を見に行った父親が玄関先でうずくまる風見くんを発見しました。すっかり痩せて髪も髭もボサボサに伸び、別人のようだったそうです。一旦実家に連れて帰り二週間ほど休養を取らせた後、両親が風見くんを連れて私のところに来てくれました。「よかった。会えてよかった」と繰り返す私の前で風見くんはうつむき、泣いていました。やはり、死のうと思っていたそうです。「苦しかったね。ずっと苦しんできたんだよね」と私が言うと、風見くんは深く頷きました。「もう一人で何とかしなきゃと思わなくていいよ。一緒にやっていこう」と伝えると、風見くんはすすり泣きながら頷きました。

翌年、気持ちを新たに始めるために別の研究室に移動して研究を再開しました。そして、博士課程の大学院生が風見くんの相談役としてマンツーマンで研究のサポートをしてくれることになりました。その大学院生は物静かで優しい男性で、風見くんも「ありがたい」と受け入れました。私とのカウンセリングも定期的に続けました。その時々の生活や研究の様子を少しだけ聞きながら、一緒に絵を描いて穏やかに過ごしました。色鉛筆を持った手を動かしながらふと、「（先輩に）手間をかけて悪いなって（思う）」と言ったり、研究室に行く足がすくむことがあることや、そんな自分をどう受け止めたらいいのかわからないことをポツリポツリとこぼすこともありました。それでも風見くんは気持ちを奮い立たせて研究室に通い、大学院生と二人三脚で実験をして分析結果をまとめ、卒論を書いて卒業して行きました。

風見くんの事例から我々が学ばないといけないことは、話すことや文章を書くことの困難を持つ若者の苦悩がどれほど重いものなのかということです。大学で学生相談に従事していると、小学校で出会うような書字・読字の明確な困難を持つ人と会うことは少ないのですが、一〜三語文程度の受け答えはできるけれども文章を作ることに顕著な困難を示す人に時々出会います。そのような学生はレポートや卒論、就職活動のエントリーシートや面接でとても苦労していますが、多くの場合、助けを求めることができません。私が関わった学生にも、配慮を受けることを受け入れられずに卒業を諦めた人が数名いました。他の人には当たり前のようにできていることが自分にはできないということを、自分で認めることも誰かに助けを求めることもできないのです。これは、発達障碍のある多くの人に共通する心理だろうと思います。彼らの自尊心を守りながら介入しサポートするのは簡単なことではありませんが、安心・信頼できる支援者との関係が前向きな取り組みの基盤となります。文章作成の困難に対する授業などでの配慮としては、教員に事情を説明してレポートの提出期限を延ばしてもらったり、論じるべき内容は維持しながらも文章量を少し減らしてもらったりすることなどが考えられます。また、根気のいる作業にはなりますが、本人の考えを単語や箇条書きで書き出し、それを文章として構成していく練習を支援者と行うことも有効ではないかと思います。また、風見くんもそうですが、大学生のＳＬＤでは医療機関・専門機関での診断や支援を受けた経験がない人も少なくないようです。学外の医師や心理職、言語聴覚士などの専門職といかに連携を取ることができるのか、今後の課題です。

発達障碍のある大学生への学修支援は、現場で試行錯誤しながら支援方法のノウハウを蓄積している段階です。日本学生支援機構のホームページでも全国の大学における支援例が紹介されていますが、まだ十分ではありません。教職員や相談員が学生と肩を並べて苦楽を共にし、試行錯誤しながら有効な支援法のレパートリーを広げ、柔軟に活用していくことが望まれます。

■人間関係の支援

大学生は社会に巣立つ直前の時期にあり、自立に向けて自分を育て直す時期であると言われます。その心の作業は、何かに取り組んだり人と関わったりする中で、自分と向き合うことで進められます。学生相談では学業や進路、人間関係、障碍や病気などさまざまなことが話題になりますが、いずれの場合にも、何らかのテーマに対し自分はいかに取り組むのかということが扱われているると言えます。中でも人間関係は多くの人にとって重要なテーマです。発達障碍のある学生においても例外ではありません。

ASDを持つ学生では、相互的なコミュニケーションや臨機応変な受け答えが苦手で、複数人での会話、特にテンポの速い若者同士の会話についていけなかったり、その場のノリが理解できないといった相談がよくあります。アイコンタクトや声のトーン、姿勢や動作などのその場面に合った自然な活用を苦手とする人もいて、クラスで浮いていると感じたり、不機嫌だとか無礼だと誤解されたりすることもあって、疎外感や孤独感を抱いていることも少なくありません。多動・多弁タイプのADHDを持つ人も、他の人に合わせて行動することが苦手でマイペースな（時には他の人から見ると突飛な）行動を取りやすいので、周囲の人に馴染めないと感じていることもあるようです。しかし、このような悩みを抱えながらも心許せる友人を欲していたり、恋愛したいと願ったりするのです。自分の内面を見つめ言葉で表現することが苦手な人でも、大学生になるとそのような気持ちを語ることが少しずつできるようになってくるようです。彼らの心を一緒に見つめ、耳を傾け、理解し、安心させ、それぞれのやり方で人とつながっていくことを支える良質なコミュニケーションを、学生相談室のカウンセラーや障碍学生支援室のコーディネーターをはじめとする教職員が提供できたらいいなと思います。

また、人間関係のトラブルが大学生活を著しく阻害する場合には、学生相談室のカウンセラーや障碍学生支援室のコーディネーターが相手との間に入って仲介・調整することもあります。例えば、研究室に入り指導教員と密にコミュニケーションを取ることが必要になると、学生が持つコミュニケーションの個性に教員が戸惑ったり、学生が研究室で求められる仕事や生活の仕方に対処できずに（決められた在室時間を守れない、仕事やルールを覚えられないなど）ディスコミュニケーションが生じることがあります。そのような場合は、カウンセラーなどの相談員が間に入り、お互いの事情や考えを整理しながら折り合いをつける作業を手伝います。研究室配属前からトラブルが予測される場合には、学生本人と話し合ったうえで、教員に対して学生の特性と対応についての希望を伝えて具体的な対応策を話し合ったり、ＡＳＤやＡＤＨＤの一般的特性と教育指導の留意点を紹介したりしておくこともあります。

それから、親子関係についてもよく相談があります。発達障碍のある学生の中には、子どもの頃から母親または父親が主たる支援者として、学校との間に入ってコミュニケーションを円滑にしたり、提出物や事務手続きの管理を手伝ったり、身の回りのサポートや服薬管理をしたりと本人の生活適応を支える大きな役割を担ってきているケースがあります。しかし大学生になると親子それぞれに、そろそろ自立したほうがよいのではないかと悩むようになるようです。具体的・実際的なサポートをどうするかという問題だけではなく、心理的にも密着した状態から親離れ・子離れをする必要があると感じるようになってきます。支援を必要とする程度がもっと少ない学生でも、障碍特性や体調の問題により、子どもの頃から思い描いてきた理想とは違う自分を受け入れることが必要になったり、親の期待通りにいかないことに心苦しさがありながらもそういう自分を認めてもらおうと努力する様子が見られます。いずれの場合も父子間、母子間あるいは父母の間でさまざまな葛藤が生じます。自立の過程にある子の思いと親の思いに寄り添いながら、大人として新たな親子関係を築こうとする取り組みを支えることも、学生相談の大切な仕事です。ここで、大学生活で生じるさまざまな問題に取り組みながら親子関係が緩やかに変化していく様子を描いた一つの事例を紹介します。

ケース3　梅原くんの場合

梅原くんはASDとADHDを持ち、人の言動に対して過敏で、人から見れば些細なことでも不安が高じてパニックになりやすく、子どもの頃から学校生活で苦労してきました。勉強でも人間関係でもうまくいかないことが多く、被害感・迫害感が強いために、友だちや先生を責めてトラブルになることも多かったそうです。お母さんは梅原くんのよき理解者であり、いつも人との間に立って献身的に梅原くんを守ってくれました。大学生活でも気分や体調が優れず欠席がちになったり、授業を担当する教員と衝突してしまったりのつまずきの連続で、そのたびにお母さんが教員に直接連絡を取ったり、私と一緒に関係者に相談したりしていました。でも時々、「母親である私はナツキ（梅原くんの名前）を否定してはいけない、味方であり続けないといけないと自分に言い聞かせてきました。でも、あの子ももう少し他の人の言葉を聞き入れる柔軟さを身につけないと、社会でやっていけないでしょう。そう言って聞かせたいけど、そういう話をすると『ぼくのことをわかってくれないの？』と怒るんです。どうしたらいいのか……」と私に戸惑いをこぼしていました。お父さんも梅原くんのことを障碍特性も含めてよく理解していましたが、「相手にも事情があるのだから、ナツキも相手の意見を聞き入れないといけない」と事あるごとに言うそうで、梅原くんはお父さんに反発して家であまり話さないとのことでした。梅原くんは私に「お父さんはぼくのことをわかってない。ぼくにとっては敵みたいなものなんです」とよく言っていました。

梅原くんの学科では三年生前期に、資格取得のために必須の学外実習があります。しかし、三年生の四月に担当の沼田先生から「梅原くんは学外実習に参加できない」と言われてしまいました。学外実習参加の要件として二年生後期に取得しなければならない学内実習の単位を、出席と提出物の内容が不十分で落としてしまったのです。梅原くんはその成績評価に納得がいかず落ち込み、大学に来ることができなくなってしまいました。ちょうどその頃、お母さんは体調を崩して入院していたのですが、病院から電話で「学内実習の課題をやっている頃、調子が悪かったから十分な内容で出せなかったことを自分ではうまく説明できない、私から先生に説明してほしいと言うんです。どうしたらいいでしょう？」と私に相談してきました。私は、成績に疑問があれば学生本人から担当教員に問い合わせができることを説明し、どのように教員と話したらいいか一緒に考えるので相談室に来るようにと梅原くんに伝えてもらいました。すると翌日、梅原くんが電話をかけてきて「毛利さん（私）が沼田先生に話してくれるんですよね？」と言いました。私はもう一度、成績については学生本人が担当教員に説明を求める必要があることを伝え、「どんな風に話せばいいか一緒に考えましょう。そのうえで、一人で沼田先生のところに行くのが心配だったら一緒に行ってもいいですよ」と提案しましたが、「ぼくにはうまく話せません。体調も悪いし無理です。毛利さんは助けてくれないんですね」と電話を切ってしまいました。翌週、お父さんが私に電話をかけてきました。梅原くんは自分の部屋に引きこもり、食事もとらないそうです。昨日は深夜に喚き声を上げて壁をドンドンと叩いていたそうです。お父さんは「先生方を責めるようなことも言ってますが、本当はうまくやれない自分に腹を立ててるのだと思います。人から見れば子どももじみているでしょうが、親の私から見れば何をやるにもつまずいてばかりで、不憫でいたたまれない気持ちにもなるんです。障碍を持ったのはあの子のせいじゃない」と言いました。私も「そうですね。私も、一番もどかしく悔しい思いをしているのは梅原くんだと思います」と返しました。そして、「梅原くんの思い通りではないかもしれないけど、力になりたいと思っています。ぜひ相談に来てほしい」と伝えると、お父さんは「もう一度、ナツキとよく話してみます」と答えました。

二日後、お父さんに連れられて梅原くんがやって来ました。「よく来てくれたね」と私がねぎらうと、梅原くんは「お父さんが、上手じゃなくても自分で話したほうがいいって。そのほうが沼田先生も親身になってくれるんじゃないかって」とむくれた顔で言いました。でも、「梅原くんはどう思うの?」と確認すると、小さな声で「まあそうかもなと思います」と答えました。「そうだね。私も加勢するからがんばってみよう」ということで、梅原くんの言い分や実習に関する希望を三人で整理しました。そして、私から沼田先生にメールを送ってアポイントメントを取り、翌々日、梅原くんが沼田先生の研究室に行くことになりました。私も一緒に行く予定だったのですが、梅原くんが少し早く相談室に来て「一人で行ってくる」と言うので、「わかりました。きっと、沼田先生もしっかり話を聞いて、どうするのがいいか一緒に考えてくれると思うよ」と私は答え、彼を送り出しました。結局、その年にもう一度二年生の学内実習を履修し、翌年学外実習に行くことになりました。でも、沼田先生から梅原くんの取り組みのよい点を認めてもらい、今後取り組むべき課題を具体的に教えてもらえたことで、本人も納得することができました。

それからしばらくして、気分も体調もよいときに、梅原くんは不意にこんなことを言いました。「ぼくも母に頼り過ぎだとわかっているんです。母はぼくの言うことを否定せずに聞いてくれるから、つらいとつい頼ってしまう。父は、ぼくが言うことを否定する。父が言うことは正論だとわかるけど、ぼくにとってその正論は困るんです。でも、父もぼくのことを大事に思ってくれているんだなってのはわかる」と。このように客観性をもって自分の親子関係を第三者に語ることができるとは、大きな変化です。そして、父親に歩み寄る姿勢も少し感じられます。私は「そうなのね」と頷き話に耳を傾けながら、彼の心の成長はちゃんと進んでいるのだと思い、密かに嬉しくなりました。

発達障碍のある学生の支援では何か問題が生じたときに、本人や家族、教職員などと連絡を取り合いながら、本人の希望や成長すべき課題、教育目標や規則、関係者に可能なことなどを包括的に考えて調整を行います。一般学生の支援よりも関係者とコミュニケーションを多く取り、お互いの見解をできるだけよく話し合います。その過程では、関係者の学生本人への思いや教育に対する思いも交換されます。すると後から振り返ったときに、学生本人をハブとした車輪のような人の輪、すなわちコミュニケーションの輪ができていることに気づくことがあります。コミュニケーションに苦手さのある発達障碍のある学生をサポートすることで、周囲の人のコミュニケーションが活性化され、つながりができているわけです。なかなか興味深い現象ではないでしょうか。そして、その人の輪こそが、学生の成長を支える土壌になります。我々心理職・支援職は、温かい育ちの土壌（人の輪）をつくることができるように働きかけたいものです。

■就労へ向けた支援

一般的に就労の準備というのは、求人情報に応募して採用試験を受けるところから始まるのではなく、成長過程を通して進められるいくつかの準備領域があるように思います。大まかに四つに分けると以下のようなものです。一つ目は、①社会的・経済的に自立して生きていく心構えを持つことです。これは、子どもの頃から親や周囲の大人が働く様子を見ながら、あるいは教育を通して育まれる心理的構えです。働いて自立しようと思えるには、自信と他者や社会への信頼感をある程度獲得していることが前提になります。二つ目は、②働くための倫理・道徳、態度、コミュニケーションやマナーを身につけることです。これも、子どもの頃から家庭や学校、地域社会での教育や経験を通して育まれます。また、インターンシップなどの職業体験によって、あるいは就職してトレーニングを受けて身につけることも多いでしょう。三つ目は、③自分に合った業界・職種、働き方を考え、選択することです。これは、自分が何を好み、何ができて何ができないのか、どんな風に働き生活していきたいのかという自己理解と深く結びついています。そして四つ目は、④求人情報を探して採用試験を受けるなど、目的の仕事に就くための具体的な行動を起こすことです。これらは、①ができたら②、②ができたら③という漸進的なものではなく、相互に影響しながら変化するものと考えられます。例えば、いくつかの就職面接を経験して自分に合った業界や職種が見えてくることもあるでしょうし、最初は気が進まなかったものの親の勧めで職業体験に参加したら働く自信が芽生えたということもあるでしょう。

発達障碍のある学生にも前向きに就労準備に取り組み希望の仕事に就く人がたくさんいます。しかし中には、成長過程の経験が影響して、仕事をして社会的・経済的に自立して生活する自信が持てない人もいます。例えば、小・中学校に適応できず、学校に通って集団生活をしたことがほとんどなく大学に入学してきたASDを持つ学生が、働くイメージも自信も持てず、社会で人と関わることに強い不安を抱いていることがあります。他にも、学校生活や人間関係で苦労をしてきた学生や、発達障碍に加えて強迫症状や睡眠の乱れ、気分の浮き沈みなどの併存症状を持ち、自分の体調や気持ちをうまくコントロールできない学生も、どんな仕事や働き方が自分に合っているのかを思い描くことが難しいようです。このような学生には、一般的な就職活動の準備期よりも早いうちから介入し、就労について話題にし、本人の準備状態に合った支援や情報を提供することが求められます。もとより、就労そのものについて扱うのでなくても、大学生活を通して学業や人間関係、自分のことなどについて継続してカウンセリングを行い、一緒に問題に取り組む経験を重ねることによって、問題対処のスキルが身につくだけではなく、自分を知り、受け入れ、人と関わる自信や安心感が醸成されます。それは、先ほどの就労準備の四領域の①、②、③にもつながります。つまり、大学におけるすべての支援は自立と就労準備につながります。また、継続的に関わっておくと、就職活動に際して障碍に関する情報を含めた自己紹介シートを作成するときに学生と相談員の間で共有されたエピソードが豊富にあるので、どんな特性があるのか、何が得意で何が苦手なのか、働くうえでどのようなことが予測されるのか、どんな配慮があるとうまくいくのかといった内容をスムーズにまとめることができます。日頃の個別支援に加えて、コミュニケーションの苦手さを補うためのスキルトレーニングのプログラムなどを提供できると、就職活動を意識する学生は助かることと思います。

自分に合った業界・職種、働き方を考える段階あるいは具体的に仕事を探す段階においては、学内のキャリア支援窓口や就職担当教員、地域の就労移行支援事業所、障害者就労支援センターなどと連携して支援にあたることができます。近年では、発達障碍のある人を専門的に支援する就労移行支援事業所もでき、学生のうちから利用できるプログラムを提供しているところもあります。またハローワークでも、発達障碍のある人の支援が専門ではなくても理解を示し、サポートしてくれるスタッフと出会えることがあります。大学で働く相談員・支援員は大学近隣や学生の自宅近隣の支援機関を調べ、担当者と連絡を取り、協力してサポートできるとよいでしょう。

④ おわりに

前節でも触れましたが、大学生あるいは十代後半から二十代前半にかけては、保護者の監護や価値観から離れ、自分がどんな人間としてどう生きたいのか、それがどういうものであれば現実的・心理的に適応できるのかを模索しながら自分を獲得することが重要な発達課題です。それが社会的自立の準備となります。これは障碍のない人にとっても大変なことなのですが、障碍のある若者にとっては、障碍を含めて自分をいかに受け入れるのか、障碍を抱えてどう生きていくのかを考えることが求められる、一段と難しい心の作業であると考えられます。障碍を抱えて生きる中では、思うようにならないことや諦めざるを得ないことも度々経験します。そのため、発達障碍に限らず障碍のある学生が鬱を経験することは珍しくありません。

若者が障碍を含めて良い面も悪い面もある自分を受け入れるためには、ありのままのその人を受け入れてくれる他者がいることが前提ではないかと思います。我々心理職・支援職の人間は障碍や困難を抱えていける知恵と技術とネットワークを持ち、障碍のある人と共に生活したり問題に取り組んだりすることを通して、「障碍や個性があっても大丈夫」、「この自分と付き合っていこう」、「いろいろなことにチャレンジしよう」と思える安心感を提供できる存在でありたいものです。自己受容に加えて自立支援の観点からは、自分の得意なことやできること、困難なこと、苦手だけど少しサポートがあればできること、考え方や感じ方の癖などについて、本人と折に触れて話し合い、良い面も悪い面も自分の現状として受け入れ、持てる力を発揮できる方向を一緒に考えることが大切だと思います。それから、自立を支援するのですから支援者が抱えすぎない、依存させすぎないように留意することも大事です。特に支援の初学者では、本人にできる可能性があることまでやってあげてしまったり、本人がよく考える前に先走って話を進めてしまったり、本人の要望に常に応えなければならないと思って対応し、苦しくて抱えきれなくなったりすることがよくあります。主体は誰なのか、本人と支援者のそれぞれにとってできることとできないことは何なのかを支援者はよく認識しておくこと、支援の枠組みを適切に設定して利用者にも理解してもらうことが大切です。

発達障碍のある学生の支援では大変なこともありますが、学生それぞれのみずみずしい体験を見つめ、言葉に耳を傾け、一緒に悩んだり驚いたり喜んだりするのは楽しいものです。発達障碍のある人と心のつながりを持ち、大学教育のあらゆる機会と資源を活用して成長を促し、支援のバトンを人生の次のステージに引き継げるように努めていきたいものです。

文献

日本学生支援機構（2019）．教職員のための障害学生修学支援ガイド（平成26年度改訂版）https://www.jasso.go.jp/gakusei/tokubetsu_shien/guide_kyouzai/guide/__icsFiles/afieldfile/2017/09/07/cover.pdf（閲覧日二〇二〇年九月三日）．

日本学生支援機構（2019）．平成30年度（２０１８年度）大学・短期大学及び高等専門学校における障害のある学生の修学支援に関する実態調査結果報告書．https://www.jasso.go.jp/gakusei/tokubetsu_shien/chosa_kenkyu/chosa/__icsFiles/afieldfile/2019/07/22/report2018_2.pdf（閲覧日　二〇二〇年六月十七日）．

高橋知音（編）（2016）．発達障害のある大学生への支援．金子書房．

文部科学省（2019）．学校基本調査―令和元年度結果の概要―．https://www.mext.go.jp/b_menu/toukei/chousa01/kihon/kekka/k_detail/1419591_00001.htm（閲覧日　二〇二〇年六月十七日）．

第9章

成人期以降の支援

山本智子

1 はじめに

本章では、発達障害がある人の成人期以降の課題と支援について具体的な実践例を通して考えていきたいと思います。発達障害がある人にとっての成人期の大きな課題は、社会に出た後の長い人生をどう生きていくか、生きていくうえでの困難にどう立ち向かっていくかといった「生きたい人生をどう実現していくか」にあります。発達障害がある人々が「生きたい自分」に向かい合い、彼らの力を信じた支援者がその「生きたいあなた」を支える。言葉にすれば簡単ですが、こうした関わりが、粘り強く存在しているのが支援の場といえます。

私は月に数回ではありますが、複数の発達障害児・者のための自立支援施設をはじめとする福祉施設で、当事者や支援者にお話を聞かせていただいています。私が話をお聞きしている人たちは、児童期・学童期に発達障害と診断されたことにより、小さい頃から教育・心理・福祉の援助を受けながら成人になってそのまま施設利用につながっていたり、いじめや人間関係で不登校になり、引きこもりになった末に診断を受け、家族や行政からつながってきている人たちです。その他にも、精神病院からの退院後の生活をどうしようかと悩んでいる人や、地域での生活を望んでいながらも今は社会とのつながりを絶たれている人たちもいます。

このような状況が背景にあるので、最初に持ち込まれる相談は、就労支援や生活支援が中心になります。そのため、利用する人の生活全般を見ないと支援につながらないことも多く、どうしても、その人の生きる全体の場に関わっていくことになります。ここで大事なことは、保護者や社会がその人を「どうしたいか」ではなく、本人が「何に困っているのか」、「今後どのように生きていきたいか」を丁寧に聞きとっていくことだと思っています。

私たちが生きている社会には、女性と男性、子どもと高齢者、障害がある人とない人など、意識していない「境界」が多く存在しています。それらの「境界」を超えていくためには、教科書に載っているような理論では決して知ることができない人々の生きる「リアル」を理解し、その「リアル」に向かい合う、自然で、柔らかで、それでいて、向かい合う人を火傷させないような温かい熱をもった援助が求められます。ここでは、現場での当事者と支援者の関わりが、当事者の「生きたい」をどう支えていったかについて紹介したいと思います。

2 「障害」って何だろう

みなさんは「障害」をどのように捉えていますか。何かしらの欠損や欠落があるため、自分たちとは違う人、援助の対象となるかわいそうな人と考えることがあるでしょうか。

文化医療人類学者であるノーラ・エレン・グロースの『みんなが手話で話した島』(1991)とい

う本があります。これは、アメリカにおけるイギリスからの初期の開拓者によって、遺伝性の聴覚障害者が飛び抜けて高い比率を示したマーサズ・ヴィンヤード島での「障害」を捉える一つの視点を与えてくれる貴重な資料と考えられます。訳者のあとがきにもあるように、この島に住む人々のライフストーリーを聴きとることによって、手話を使ってコミュニケーションすることや、多くの世界でハンディキャップと捉えられている「聞こえないこと」がこの島では異質だとは捉えられず、むしろ、当たり前のことだと考えられてきたことがわかります。つまり、生物学的な、あるいは器質的なレベルを超えて、社会レベルで障害を捉えようとする重要な視点を教えてくれる本だといえます（Grose,1988/1991）。この本から学んだこととして言えることは、今、私たちが使っている「障害」という言葉は、もしかしたら、その社会を構成している人の多くが持つ特性が優位と考えられ、そうではない人が持つ特性に対して、この言葉を用いているのかもしれないということです。

私は自分の授業や研修の中で、まずは「障害とは何か」を考えてもらうようにしています。例えば、教室や研修の場ではだいたい照明がついていますので、「この部屋には、なぜ、電気がついているのでしょうか？」と質問をすることがあります。この質問に対して、大概の人は、怪訝そうな顔をして、「電気がついてないと、ノートをとるのに困るから」、「暗いところでは電気をつけるのが当たり前だから」と答えます。「でも、もし、視覚障害がある人のほうが多くこの社会を構成しているとしたら、どうでしょうか」と重ねて聞くと、「今まで当たり前だと思っていたけれど、それは見える人にとっての当たり前で、本当はそうではないのかもしれない」と答えるようになります。

これは、二〇一一年に起きた東日本大震災のときに、電気がすべて停まり、暗い中でどこに逃げたらよいかわからないときに、視覚障害がある人に手を引いてもらって建物を抜けることができたという人の話を聞いて、真っ暗な中では、「視（み）えること」がハンディキャップになることもあるのだと教えられました。暗いところでは電気をつけるということが当たり前だと思うかもしれませんが、真っ暗な中では「視える」ということが障害になり、その困難を補うために電灯というツールを用いるのだと考えると、少し、「障害」に対するイメージや視点が変わっていくのではないかと思うのです。

では、発達障害はどうでしょうか。人の発達には、さまざまな「かたち」があり、一つとして同じ「かたち」はありません。ただ、正規分布のグラフで多く分布している「かたち」を一般的な基準にして、その基準から離れていくほど、「障害」として捉えられるものかもしれません。しかし、もし、今、発達障害と診断されている人の数がそうではない人よりも多くなれば、現在の正規分布は異なる質を持ち、人々のモノの見方や態度は大きく変わっていくものだと思います。

私は、発達障害は、人と人との関係の中でしか生じないものだと捉えています。例えば、もし、私が森の中で一人で暮らさなければならない場合、身体に何らかの欠損があれば、自分で家を建てたり、畑を耕したりすることに困難を覚えるでしょう。やがて工夫をしながらその困難を軽減していくことができるかもしれませんが、身体的な障害があるがために生じる不便さは確かにあります。しかし、同じように私が森の中で一人で暮らしていたとしたら、私がどのような特性を持っていたとしても発達障害として捉えられることはないでしょう。なぜならば、発達障害は、個人と個人の「間」で生じる現象を表している言葉でしかないからです。

私たちは、誰かとの関係やコミュニケーションを難しいと感じたり、理解できないと思ったりすることがあります。そして、その難しさや理解しがたさを、相手の特性のせいにしてしまうこともあります。しかし、関係やコミュニケーションは一人で成り立つことではありません。難しい、理解できないと感じる私たちの感受性や応答性がどうなのか、他者を理解するための手がかりやわかり合おうとする姿勢がどうなのか、を問い直すことがない限り、現在の正規分布の基準から遠いところに位置している少数派である彼らが抱える困難は大きいものになると言えるでしょう。

発達障害がある人々への支援を考えるときには、彼らの課題や責任だけを問うのではなく、援助するほうの課題や責任も併せて語られなくてはなりません。この社会を他者と共に生きていくうえでの困難や苦手なことは誰にでもあります。しかし、その困難や苦手さがあまりに大きい場合、それが「障害」と呼ばれるようになるのです。そして、忘れてはいけないことは、その困難や苦手さのほとんどは「人との関係の中から生じているものである」ということです。

次の節からは、発達障害がある人が「生きたい自分」を実現するために、関係諸機関と協働しながら、どのように進んでいくのかを事例をもとに考えていきたいと思います。

3 発達障害がある成人の困難

■精神症状に苦しむ

小さい頃から、障害に気づかれていなかったり、適切な援助や関わりに恵まれていなかった発達障害のある人が、他者との関係の中で著しく自己評価を低下させ、二次的に鬱や強迫性障害、解離障害などの精神症状を強く現すようになることがあります。自殺を試みたり、何かの依存症があったり、家庭内での暴力などによって、精神科病院への入院を繰り返したりすることがあり、そこで初めてその人の背景に発達障害があると診断されることがあります。この場合は、発達障害が根っこにあったため、環境との調整や対人関係がうまくいかず、自己評価を下げ落ち込み悩んだ末に、強い精神症状が現れてきたと考えるのです。

精神科医療の対象となっている人たちは、病院からの依頼で退院支援として福祉につながってきます。また、精神科治療を受けていない人たちであっても、引きこもりや家庭内暴力によって保護者自身が疲弊し、地域の基幹相談支援に助けを求めてくる場合もあります。近隣の人が家庭の事情に見かねて行政に連絡をしてくることもあります。彼らはこうして福祉的な支援につながってくるのですが、既に長期間、地域や社会とのつながりを絶ち、閉鎖的な状態に置かれているために、彼ら自身が他者を信頼することができなかったり、他者との関わりに恐怖を感じていたりすることもあります。そのため、固く閉じている彼らの思いを解きほぐすには、かなりの時間が必要ですし、基本的には個別の支援でないと難しいと言われています。当事者と支援者の間に深い信頼関係を築きながら、どの方向からアプローチするかを見極める力や、どんな言葉や行為に対してもその背景を理解しようとする支援者自身の姿勢が問われることになるのです。

ケース1 恵美さんの場合

恵美さん（仮名、二十歳台女性）は、自殺念慮が強く、保護入院を繰り返していた人です。精神科病院からの退院支援でつながってきました。入院中に発達障害の診断を受けました。恵美さんは、共働きの両親のもと、三人兄弟の長女として育ちました。両親の話によると、小さい頃から少し他の子どもとは違うところがあるため、友だちとうまくやっていっているのかと心配に思うことはありましたが、当時は親が二人とも仕事で忙しかったため、恵美さんが何か言いたそうにしていてもしっかり聞いてやることができなかったそうです。また、恵美さんは、仕事で忙しい親の代わりに、二人の弟の面倒をよくみていたそうです。しかし、中学校にあがった頃から、自傷行為が酷くなり、学校にも行かなくなりました。はじめは心配しながら様子を見ていた親も、恵美さんが自殺を試みたことによって、初めて恵美さんと向かい合わなければならないと感じたそうです。恵美さんは、何度も死のうとし、家で暴れるようにもなりましたが、どこに相談をすればよいかもわからず、「お前らが私の人生を奪った」、「私がいなくなればいいと思ってるんだろう」と親を厳しく責める恵美さんの叫び声を聞いているしかない時期が続きました。

今までの人生の中で恵美さんには友だちと呼べる人はいなかったそうです。恵美さんによると、母親だけが頼りだったと言いますが、自分の言いたいことは伝わらず、自分がしてほしいことは自分が思うようにはしてくれず、何かを頼んだり話をしたりするたびに、母親との溝がますます深くなっていったように感じたそうです。そして、恵美さんに対する母親の態度も面倒くさそうに映り、自分は嫌われているのだと思い込むようになっていきました。「親に見捨てられることを恐れながらも、自分の思いに応えてくれない親を責める」といった両価的な感情の中で、何度も自殺を試み、そのたびに精神科病院に保護入院することになりました。そして、最後の入院治療を終えたときに、母親の精神的なレスパイトも目的の一つではあったのでしょうが、「本人の将来を見据えた自立のために」と、担当医師からの紹介で福祉支援につながってきたのです。恵美さんは退院後すぐにグループホームを利用し、さまざまな社会的資源を使いながら生活をしています。母親とはまだ冷静に話せるまでには至っていませんが、物理的な距離が離れたせいか、少し母親に対しての申し訳なさやありがたみを感じるようになってきたそうです。恵美さんの母親からも「自分が精神的にも身体的にもぎりぎりだったとしても、福祉に預けることは、子どもを突き放すようで忍びない」といった娘への思いが語られていましたが、娘が落ち着いて生活している様子を職員から聞くことによって、「これでよかったのだ」と思うようになったそうです。恵美さんと母親との関係の再構築はこれから長い時間をかけなくてはならないとは思いますが、恵美さんが日々の生活を安定して送れるようになってきたことで、まずは一歩進んだと感じています。

ケース2 淳さんの場合

淳さん（仮名、四十歳台男性）も、対人関係がうまくいかず不登校からそのまま引きこもりに陥った人ですが、母親に頻繁に金銭をねだり、それが叶わないと母親への暴力が頻繁に起こるようになったため、一年ほど前に行政から福祉支援につながってきた人です。淳さんを行政につなげたのは、近所に住む人たちだったと言います。大きな声を出し、母親に暴力を振るう淳さんに対してどうしてやったらいいのか、どこに相談すればよいのかも家族にはわからなかったと言います。

しかし、支援につながってからも、中年になったとはいえ、自分の子どもを見捨ててしまうことになるのではないかという思いに心を痛めたそうです。「どのような目にあっても親として最後まで子どもを支えていかなくてはならない」という思いからなかなか逃れることはできなかったと言いますが、今は、「関わってくれているみんなの支援が、きっと息子の人生を立て直してくれると思う」と語るようになりました。淳さん自身も、どうしていいのかわからなかった状態から、多くの人々に支援されながら「困ったときには助けを求める場所があるんだ」と思うことでずいぶんと状態は安定しました。自立や就労はその次の課題になりますが、今は、大好きな家族に暴力を振るわない自分に安堵している日々だと言います。

淳さんや恵美さんの母親だけではなく、子どもを手元から離すことに対する不安や罪悪感、家の中で起こっていることを他者に知られることや、他者に助けを求めることに躊躇する家族は少なくはありません。しかし、それ以上に、どこに、どのように助けを求めたらよいかわからない親や家族もたくさんいます。福祉サービスが充実してきた現代でも、利用できる相談場所や福祉サービスについての情報が多くの人に広く知られているとはいえません。そのため、困りながらも家族の関係の中だけで閉じてしまうという状態になります。しかし、何かをきっかけとして福祉につながるようになれば、家族間の閉塞した状態に風穴があき、本人や家族の新しい世界への扉を広げていくものにもなっていきます。本人への支援だけではなく家族への支援も重要です。なぜならば、本人だけではなく、親や家族もまた、一人の人として「人生の幸せ」を享受していく存在であってほしいと思うからです。

面談の中で「課題」を切り分け整理する

恵美さんも淳さんも実家から離れて精神障害者の方が利用するグループホームに住んでいます。後で紹介する理恵さんも同じです。家族との関係の中で何かしらの対立や課題を抱えている場合は、年齢を考慮しながらも、本人とよく話し合い、家族から離れて暮らすことを勧めることがあります。最初は、本人も家族も不安が大きいとは思いますが、距離ができることで、お互いを客観的に見られるようになり、家族関係の修復には有効な支援の一つになることがあります。しかし、家族から離れて暮らすことが初めての人も多く、不安やストレスもかなり強くなるため、はじめのうちは、本人が安心できるような生活の場を整えることを支援の中心とします。また、家族関係を再構築するために、本人だけではなく家族に対しても心理的なケアを行っています。本人だけではなく、暴言や暴力を受け続けてきた家族の心の傷も深いものがあるからです。この傷が癒えて初めて子どもと向かい合うことができるようにもなるのです。

例えば、ある人が母親を殴ったとします。恐らく殴られた母親は、心の中につらく悲しい思いを抱えるでしょう。そして、この事実だけをみると、「親を殴るなんて」と、殴った人が責められるのが当たり前です。しかし、「なぜ、殴ったのか」の背景に、「『毎日、寝て食べて、働きもせず、うらやましいわ』と母親に言われたから、世話になっているのはわかっているのに、思わずカッとなって殴ってしまった」という理由があるとしたらどうでしょうか。親は子どもの将来を心配し、つい口にした言葉だったかもしれませんが、その言葉によって子どもが傷つき、それが暴力につながったのだと理解できれば、子どもだけを責めるのではなく、親の子どもへの関わりや声かけの仕方を工夫していくことができます。殴られている親は心身ともに傷ついているのですが、子どものほうも、親の何気ない言葉によって傷つき、その傷つきを言葉にして表現することに困難がある場合、それが暴力につながっていることもあります。

ケース3　理恵さんの場合

理恵さん（仮名、三十歳台女性）も母親に暴力を振るったという経験があります。理恵さんは常に自分を責める人でしたが、面談の中で少しずつ「生きるのが楽になった」と語るようになってきました。自閉症スペクトラム障害と診断されている理恵さんは、大学を卒業して仕事に就いたのですが、なかなか定着することができず、結局、家に引きこもるようになりました。本人の中では、「仕事が続かないのは、私が人とうまくやっていけないから仕方がないのだ」とずっと思っていたようです。自分が悪いからだと納得させながらも、職場で言われたきつい言葉や態度を思い出すたびに、体調を崩したり、精神状態が不安定になり、自傷行為を繰り返すようになっていました。母親に苦しい思いをぶつけてしまうことも多かったと言います。しかし、ある日、口論の末、自分の感情をコントロールすることができず、母親を強く突き飛ばし、母親が骨折してしまうということがありました。この出来事をきっかけにして、しばらく精神科病院に入院したのですが、医師の判断もあり福祉支援につながっていきました。退院後は実家に戻らず、精神障害者のグループホームで生活するようになりました。今まで家族と離れて暮らしたことがなかったため、グループホームでの暮らしはずいぶんと不安だったようなので、「今、何に困っているか」を私との面談の中心に置きました。面談を積み重ねるうちに、徐々に過去の苦しかったことを教えてくれるようになりました。また、実家を出て、グループホームに移ったことも、「仕方がない。私が親に暴力を振るったから。どんなことがあっても、私のせいだから、我慢しなくてはいけない」と自分に言い聞かせるように語っていました。彼女は、自分の人生の中で起きたネガティヴなことはすべて「自分が悪い。自分のせい」と言います。グループホームに入居したことも、自分が暴力を振るったことへの「罰」と捉えていました。「罰」という言葉が気になったので、「最後に入院するときに、お母さんを突き飛ばしたのは何か理由があったの」と尋ねました。すると、「暴力を振るった私が全部悪い、だから家には帰ったらいけない」と問いからは少しずれた返事をしたので、再び「何がきっかけやったんやろね」と聞き直すと、「お母さんにしんどいことを聞いてもらおうと……、いやあかんねんよ。本当は。いい歳やねんから、いつまでもお母さんにそんな言ったらあかんねんけど、そこしかないから、しんどいことをぶつけてん。物、投げたりして。そしたら、お母さんが『いい加減にして。あんたが自分の子どもやったために、今までどんだけしんどい目にあってきたかわかってるの？　もう消えてちょうだい』て言われて、思わず突き飛ばしてしまってん」と言いました。

確かに、家族に暴力を振るったり、暴言を吐いたりすることはよくありませんが、その前に、その行動を引き出す働きかけが誰かとの関係の中であったとすれば、それぞれを切り離して考えることが重要です。過激な行動を示すほうだけが、投薬治療やＳＳＴ（Social Skill Training）を受けたとしても、根本的な解決にはつながりません。なぜならば、発達障害の課題は個人の内部の問題として扱われることによって、彼らを取り巻く周囲の人々が彼らにどのような影響を与えているのかについて問われることがないからです。周囲の人々の役割や責任を外側において、発達障害がある人の言動だけを薬や訓練によって変えようとするだけでは何も変わらないのです（山本、2016）。

障害がある人と誰かとの関係の中で、抑制が効きにくい特性があったり、他者視点がとりにくいため、相手の言動を誤解して過剰な反応が起こることがあります。人に危害を加えるほどの行きすぎた反応は改めなくてはならないことですが、そうした行きすぎた反応を引き出した私たちのあり方がどうであったかも問われなくてはいけないのです。障害がある人とない人との共生を望むならば、フェアな視点から物事を見ていくことが必要です。障害がある人だけが「自分が悪い」と思い続けなくてはいけない構造にならないためにも、そこで起こっている現象を切り分けて、それぞれの担わなくてはならない役割や責任を整理することも支援の重要なポイントになっていくのです。

理恵さんとの面談の中では、一枚の紙を用意し、わかりやすい図やチャートを作り、二人でそれを見ながら話をしました。例えば、①なぜ、グループホームに入ったのか→②お母さんに暴力を振るったから→③なんで暴力を振るったのか→④お母さんが「いい加減にして。あんたが自分の子どももやったために、今までどんだけしんどい目にあってきたかわかってるの？　もう消えてちょうだい」と言ったから腹が立った→⑤殴るということ以外に自分の感情を伝えるにはどうしたらいいか……というように時系列に「何があったのか」、「どう感じたのか」、そして「どう反応したのか」、「今後はどうしていくか」を整理していくのです。その中で、②の暴力を振るったことは「理恵さんがやりすぎ」、「今後改めなくてはいけない理恵さんの課題」、一方、④のお母さんの言い方は「きつい」、「見捨てられたように聞こえるので今後改めてもらいたいお母さんの課題」

などと、本人の課題と相手の課題を切り分けて整理し、「自分だけが変わらなくてはいけない」、「自分だけが悪いのではない」ということをわかってもらえるように話をしました。他の出来事に関しても、こういったチャートを使いながら整理することで、それまで感じていた「自分だけが悪い」という思いが、「案外そうでもないんだな」、「相手にも悪いところがある」と思うことができるようになり、冒頭の「生きるのが楽になった」という言葉につながってきたのだと思います。

支援の視点

通常、精神症状が強く出ている人が利用する社会的資源には次のようなものが考えられます。それまで通っていた医療機関に通院するための通院支援、薬の管理や日頃の体調や病状について相談できる地域の訪問看護ステーション、お金の管理をしてくれる事業所、精神障害者のための地域活動支援センター、将来的に仕事に就けるように就労継続支援事業の利用や場合によっては心理相談員がカウンセリングにあたります。あとはデイサービスやヘルパー事業所など、生活するために必要だと考えられるあらゆる機関と連携しながら援助します。主に基幹相談支援事業所が中心となり、それぞれの人に応じて、必要だと考えられる社会資源を組み立て、各事業所につないでいきます。ただし、支援方法を組み立てるときに、大事なことは、当事者がどうしたいかをしっかりと聞くことです。基幹相談支援を担当している社会福祉士の一人がこう語っています。

「計画相談をするときに、同行している当事者に説明するのではなく、担当者同士、あるいは親が一緒だと親に説明をする事業所はアウト。基本的に当事者は何もわかっていないと思っている。結局、計画を立てるのは職員だと思っているので、そういったことが起きる。」

福祉サービスにつながったばかりの頃には、当事者のほうも混乱していたり、それまでに得ていた情報が少ないため不安が大きかったり、障害による困難があるために聞かれたことに柔軟に適切に応じることが難しい場合があります。そのため、担当者同士で、あるいは担当者と親が当事者の支援を組み立てるのでしょうが、当事者本人に「どう生活したいのか」、「どう生きていきたいのか」をしっかりと聞かずに支援を組み立てることによって、その支援は当事者の思いから離れたものになり、「いつの間にか決まった」、「やらされている」、「押し付けられている」という被害的な感情を生じさせるものになるのです。さらに、職員自身の支援に対する視点や枠組みが利用者にとってどのようなものであるのかについて自分で問い直すことなく関わっていけば、それはもはや支援ではなく当事者を縛る鎖として彼らを苦しめるものになる場合もあるのです。職員がよかれと思う支援が必ずしも障害がある人が求めている支援ではないのです。そして、障害がある人が求める支援がしたいと思うならば、まずはその人に関心を向け、その人がどのような世界を生きているのかを知ろうとすることが大切です。そして、どのような世界を生きているかを知ることによって初めて、その人が「どのような世界を生きていきたいか」に向かう支援が可能となるのだと思います。

■触法と貧困に苦しむ発達障害者への支援

孤独がもたらすもの

警察や行政から直に支援を依頼されることがあります。支援の対象者は刑を終えて出所したばかりの障害がある人や、経済的理由から路上生活をしている人の中で発達障害が疑われる人たちです。警察から支援の依頼を受ける触法障害者が犯してきた罪は、無銭飲食、窃盗、強盗、性犯罪、暴行、売春、覚せい剤取締法違反など多岐にわたります。

ここでは、貧困から犯罪につながり、警察から支援の依頼を受けた人の事例を紹介します。

ケース4 孝之さんの場合

孝之さん（仮名、六十歳台男性）は、二年の服役を終え、出所してきました。孝之さんは、故郷で小さな店をしていたのですが、うまくいかず借金をつくり、その返済のためにA市にやってきました。故郷に、妻と三人の子どもを残して二十年前にこの場所に出稼ぎにきました。最初の頃は仕事も潤沢にあったため、故郷に十分な仕送りもできましたが、身体を壊したこともあり、しばらく仕事を辞めていた時期もありました。しかしいつまでも無職というわけにはいかず、いくつか面接を受けましたが、どこも雇ってくれなかったそうです。不採用の通知を受け続ける中で、「自分は社会に必要のない人間なのではないか」と思うようになったそうです。故郷の家族ともいつの間にか連絡も途絶えていました。お金を送ってやることができないので、孝之さん自身が連絡を絶ったということでした。そのうち、住んでいたアパートも出なくてはならなくなり、路上での生活が始まりました。食べる物もなくなり、無銭飲食や窃盗を繰り返すことになったのです。「どうやって生きていったらいいかわからなかった」と途方に暮れ、罪を犯したようです。自分の窮状をどこかに相談し、助けを求めることができていれば、もっと違う道が開かれたとは思いますが、人とのつながりを絶たれていた孝之さんにはその道を探すことができなかったのです。

触法障害者で支援につながってくる人のほとんどは、社会とのつながりが絶たれた人です。ある人は、発達の特性から他者との関係に困難を抱え、職場の理解を得ることができず何度も仕事を変わり、最後の就職先から解雇を言い渡された帰り道、購入した果物ナイフで見知らぬ人を切りつけるという事件を起こしました。幸いにも切りつけられた人の命に別状はなかったものの、殺人未遂で捕まり服役しました。出所してから支援につながり私と出会いました。「どうして、そんなことを」という私の問いに、「死にたかった。もう自分は社会から必要とされていない人間だと思い、死にたかった。でも、自分で死ぬのは怖いから、誰かに危害を加えて死刑になりたかった。今はそれがとても自己中心的で、してはいけないことだとわかるけれど、そのときは自分のしんどさだけで……頭の中が沸いたみたいになって……。おかしくなっていたのだと思います」と語りました。どのような理由があったとしても彼がしたことは許されることではありません。今の彼はそれを十分わかっていると語りました。そして、それがわかったのは、服役中に自分と対話を続けてくれた刑務官の地道な温かい関わりがあったおかげだといいます。刑務官との対話の中で、自分を振り返り、罪の大きさを理解し、深く償う視点が得られたということなのです。

障害者が罪を犯した場合、量刑を重くし長く服役させることによって世間から隔離したほうがいいといった考えを聞くこともあります。しかし、人はどのような混乱した状況の中でも人とのつながりや温もりを感じることによって、自分の内面を見つめ、整理することができるようになるのだと思います。覚せい剤取締法違反や売春で捕まり、福祉につながってくる人も、私との面談の中で「初めて薬に手を染めたとき、売人であっても相手にしてもらえていると感じた」、「売春、なんでやめられないかといえば、お金も欲しいけど、その瞬間はなんか温かい」という人もいます。社会とのつながりを絶たれたように感じている人たちに、再びつながりを取り戻していくことが支援の中心になります。いくら、罪を犯すことはいけないことだと教えても、諭しても、その人に根付いている孤独感や疎外感が癒されない限り、再び犯罪につながっていくのだと思います。

ケース5 一夫さんの場合

一夫さん（仮名、五十歳台男性）は、農村の貧しい家庭で育ちました。親からの虐待もありました。中学校を卒業して、家を飛び出し、都会で仕事をするようになりましたが、同じように故郷を捨てた仲間ができました。仲間の一人のアパートの一室にみんなで寝泊まりするようになり、お酒やタバコ、覚せい剤にまで手を染めるようになったそうです。覚せい剤を買うために窃盗までしていました。自分がやっていることはよくないことだとは思ったそうですが、仲間といるためにはそうすることしかできなかったといいます。警察にも何度も捕まりましたが、更生することはありませんでした。自分を受け入れてくれる場所はそこしかないと感じていたからです。そして、何度目かの服役の後、発達の遅れを疑われ、検査の結果、発達障害の診断を受けました。さらに、暴言や暴力などの行為障害もみられたので、福祉支援につながってきました。

触法障害者への支援の場合、再犯を予防するために、かなりの制限を設けながら、諸機関と連携して支援を組み立てることになります。しかし、一夫さんは「刑務所と一緒で、いつも監視されているようだ」、「落ち着ける場所が欲しい」と訴えていました。一夫さんの再犯を防ぐには、制限をかけたり、監視したりするというよりもむしろ、一夫さんが望む未来に光を当てながら進んでいくことが大切だと思いました。一夫さんの希望は、過剰に管理されず、指示されず、一人でゆっくりする場所と時間が欲しいというものでした。一夫さんは一人暮らしを望んでいましたが、一夫さんの状況からそれはかなり難しいと職員たちは思っていました。しかし、基幹相談支援の主任職員が、「やってみて、だめだったら考えよう」と、日中は施設に通ってくること、金銭管理はサポート事業所を使うこと、薬の管理は訪問看護ステーションに頼むことなど、一定の約束を交わし、一夫さんは独り暮らしをするようになりました。そのうち、常に苦虫を嚙みつぶすような顔をしていた一夫さんに笑顔が戻ってくるようになりました。困ったことがあれば、いつでも相談できる担当にも恵まれ、「自分の生涯の中で初めてゆっくりできるようになった」と穏やかに語るようになってきたのです。お金を貯めて、大ファンだった球団の野球観戦に行きたいというのが今の一夫さんの夢です。

触法障害者だけではなく、何かの障害があることで日常の生活がかなり制限されたり、管理されたりすることがあります。そして、誰もがそれをおかしいことだと思っていません。しかし、まるで、パノプティコンのような暮らしの中で、将来の希望や光を語れといっても、それはなかなか難しいことではないでしょうか。

■「親亡き後」の支援

親がなんとかしなくては

福祉施設の生活介護を利用している自閉症がある人たちの中で、中年期を過ぎ初老を迎える人も増えてきました。親も高齢になってきています。身辺自立ができており、ある程度のコミュニケーションが成り立つ人や、既に親が亡くなっている場合は、地域のアパートやグループホームでヘルパーなどに助けてもらいながら暮らしている人もいますが、障害が重度のため居住サービスが受けられなかったり、親が存命であったりする人は自宅から生活介護事業所に通所してきます。世話をしている親も「もう身体はぼろぼろ」、「腰も足も痛いし、いつまでもつかわからない」と愚痴をこぼすこともありますが、子どもの世話を誰か他の人に任せようとはしません。自分以外の他者に子どもを任せることに抵抗があるからです。

高齢になった親の中には、子どもの前であろうが「私が逝くときには、この子も一緒に連れて逝く」という人がいます。私はこの言葉を聞くといつも「お母さん、置いていってね。○○さんは一緒に逝きたいなんて思ってないよ。私たちみんなでみていくから、安心して置いていってね」と子どもも含めたそこにいるみんなで笑い合うようにしています。しかし、親が「連れて逝く」という言葉の背景には、障害者や親に対しての差別や偏見に満ちた厳しい時代があったのだろうと思います。そして、それらの差別や偏見に満ちた社会からのまなざしが、いまだに傷つきや怒りとなって保護者の心の中に澱のように沈み込んでいるのだと思います。福祉サービスも充実しておらず、障害がある子どもの世話はすべて親に任されていた時代がありました。そして、当時の社会から押し付けられた親の「がんばり」が、制度も変わりいろいろなサービスが使えるようになった現代でも「親亡き後」の生活に不安な影を落としているのだろうと思うのです。

ケース6　敦さんの場合

敦さん（仮名、男性五十歳台）は八十歳を過ぎた母親と一緒に暮らしています。重度の自閉症と診断されています。生活介護事業所を利用しているので、毎日、母親が送り迎えをしています。職員が、送迎バスの利用を勧めても、「こだわりが強くて私じゃないと不安定になるから、自分でします」とやんわりと断られます。送迎だけではなく、日々の食事の介助やトイレ誘導、入浴、口腟ケア、着替え、施設に通う荷物の用意など、敦さんの世話はすべて母親がしています。さらに、不安定になったときには夜中であっても散歩に付き合うなど、献身的な関わりを続けていました。しかし、こういった生活の中で母親は徐々に身体の不調を訴えるようになり、自分が亡くなった後のことを心配するようになりました。施設の職員が見かねて「週に何回かショートステイを使って、お母さんもゆっくりしてください」と言うのですが、「今まで他所に泊まったことがないから子どもが不安になると思うのでいいです」と断るのです。しかし、あるとき、お母さんが大きく体調を崩して入院することになりました。他にみてくれる人も探せなかったため、初めてショートステイを利用しました。入院するずいぶん前から「お母さんはしばらく留守にします」、「病気を治して帰ってくるから、しばらくは我慢して待っていてね」と言い聞かせていたそうです。しかし、入院してからも「あれもできないからやってやらなければいけない」、「これもできないから助けてやらなくてはいけない」、「寂しくて今頃は泣いてるんじゃないか」とずっと気にかけて心配していたと言います。敦さんは、はじめこそ慣れない環境で戸惑っているようにみえましたが、同じようにショートステイを利用している人たちと楽しそうに過ごすようになりました。職員をからかったり、冗談も言うようになりました。また、今までお母さんに任せていた身の回りのことも、職員から教えてもらいながら自分でできるようにもなっていました。時々、不安定になり、荷物を持って家に帰ろうとしましたが、職員から「お母さんは今、病院でがんばっているから、敦さんもがんばろうね」と声をかけられると、何も言わず荷物を持って部屋に戻られたそうです。敦さんなりに置かれている状況を理解しているようで、自分がしっかりしないといけないと思われていたように感じます。

そうこうしているうちにお母さんの退院の日を迎えました。そして、退院したお母さんはとても驚いたといいます。なぜならば、今まで「できない」と思っていたことが、実はさせていなかっただけで、「できる」ということがわかったからです。これは、お母さんにとって嬉しいことであったようです。自分の入院がなければ、敦さんを手元から離すこともなく、「できる」ということを知らずにいたのだと思うと、「入院もそれほど悪いことではなかったね」と語りました。このことをきっかけに、一週間に一度、週末だけショートステイを利用するようになりました。週末になると違う場所に行くということも敦さん自身のルーティンに組み込まれ、当たり前のようにショートステイを利用できるようになりました。家では相変わらず、お母さんから日常の世話をしてもらっているようですが、ショートステイ先では自分でできることはするようになり、敦さんなりに場面に応じた対応をしているようです。お母さんも敦さんができることが増えたのを知っているのですが、世話をすることが一つの生きがいになっているので、「生きている間はさせてもらう。私がいなくなっても敦は大丈夫だと思えたから、いなくなるまでは思いきり世話をしていく」と語っていました。

敦さんの事例がすべてではありませんが、何かの理由があり保護者から離れなくてはいけないことが生じない限り、子どもが「実はできるのだ」と知る場面に出会うことも少ないかもしれません。

障害がある子どもを持つ親が高齢になり世話をするのが難しくなっても、子どもを手元から離そうとしない場合が多いように思います。この「親亡き後の支援」が、施設の今の大きな課題になっています。親は自分が亡くなるぎりぎりまで子どもの世話をしようとがんばるのですが、そうなると、子どもも高齢の域に入っていることもあり、その年齢から急に新しい環境に適応していくことは、自閉症の人々にとってかなり難しいことです。親が元気なうちから、ヘルパー利用や、ショートステイのサービスを使って、「こんな人もいるのだ」、「こんなところもあるんだ」ということを子どもが知り、その環境に慣れていくことが、「親亡き後」の子どもを支えることになるのですが、親にとってそう簡単に割り切ることはできないようです。過酷な時代を子どもと共に生きてきた親だからこそ「抱え込むこと」は仕方がないのかとも思いますが、社会的な資源を利用しながら、これからの子どもの人生を社会に委ねても大丈夫なのだという信頼感や安心感をもってもらえるにはどうしたよいのでしょうか。

お互いに育ち合う

私は時々、障害がある子どもを持つ保護者会に参加させていただいています。私は職員ではないので、「ああしてくれたらいいのに」、「頼りなくて任せられない」など、日頃からお世話になっている職員には言えない愚痴を聞くこともあります。「なるほど」と思うこともあれば、保護者に比べれば当事者との付き合いの浅い職員には難しいと思うこともあります。職員は職員で、親の思いを感じ取り「言いたいことがあれば言ってくれたらいいのに無言の圧力に委縮する」、「親が何でもかんでもやりすぎて本人の力を奪っている」と不満を持っていますが、親に伝えることをしません。お互いに感謝やねぎらいの気持ちもあるので、口に出して言うことをためらうのです。しかし、これは困ったことになります。お互いに伝えないからといって、言いたいことがないわけではなく、あまりにお互いへの不満が高じてくると、それまでに溜まり溜まったものを爆発させて「福祉サービスの利用を打ち切る」、「私（職員）の介護が不満なら自分で思うように世話をしてください」と大喧嘩になって、支援の対象者である子どもが困るといったことになります。保護者も職員も当事者が健やかに、楽しく毎日を送ってくれることを目的としているはずなのに、こうした困ったことが起こるのです。

何度目かの家族会のときに、思い切って「職員を育ててやってもらえませんか」とお願いしたことがあります。それまで親の中になかった「職員を育てる」という視点に驚いたようですが、愚痴を言うばかりでは何も変わらないし、「親亡き後」の子どもの生活を豊かなものにしてもらうためにも、今から職員を育てなくてはならないと気づいてくださったようです。家族会に職員も参加するようになり、親の気持ちが理解できるようになりました。今まで、無言の圧力と感じていたことも、世話をしてくれていることがわかっているので申し訳なくて口に出して言えなかったのだということもわかりました。自分たちのしんどさも親はわかってくれていたのだとありがたく思うことも出てきたようです。親から教えてもらうことで、今までの自分の支援の中で足りない部分もわかるようになり工夫することもできるようになりました。職員のこうした変化に応えるように親の態度も変化してきました。お互いに伝わる言葉で伝えていこうという姿勢になってきたのです。そして、「自分がやらなければ」と抱え込んでいた子どもの「親亡き後」の生活を職員に任せてみようと思うようになってきたようです。

4 むすびにかえて

ここでは、実際の現場の支援をもとに、発達障害がある人の困難をどう捉えるのか、支援の視点をどこに置くのかについてみてきました。当事者が自分の人生をどう生きていきたいと望んでいるのかが支援の中心に置かれるはずですが、実際は当事者の声を聞くこともなく、職員が「よかれ」と考える方法を当てはめて、指導的であったり、教示的であったりすることもあります。時としてそれが必要な場合もありますが、いつもそうであると、当事者を苦しめることにつながります。そして、当事者の「生きたいと思う人生」が、職員が「当事者に生きてほしいと思う人生」にすり替わっていくのです。ある施設の基幹相談支援員はいくつかの困難な事例に向かい合う中で支援についてこう考えるようになったと言います。

「当事者と伴走する支援は基本姿勢であって、むしろ、後からついていく支援を心がけている。私にその人の人生を設計し、レールに乗せる力はないけれど、エンパワメントする力はある。自分でできることは自分でやってもらう。そして、困ったときに振り返ったら必ず私がそこにいるという支援をしたい。」

横に並ぶのではなく、むしろ、後ろからついていくためには、その人の力を信じ、そして、その人の前に何があるのかを丁寧に見ていなければ難しいことです。この職員は支援の中で、当事者との対立や葛藤を通して、何度も自分を問い直さなければならない壁にぶつかったそうです。当事者との間で、苦しく悔しい思いも何度もあったけれども、その中で支援が何かを教えられてきたと語ります。

同じ場を共有する当事者と支援者との関係は、決して一方的なものではなく、双方向的にそれぞれの意識や内面までも変えていくものです。このように、支援される者だけではなく、支援する者が共に育ち合おうとする思いが現場にしっかりと根付いていれば、当事者であるその人の前にある「生きたい人生」がひらけてくるのだと思います。そして、障害があることがすべてネガティヴな側面しかもたないかのような思い込みをはずして、まずは彼らとの付き合いを楽しんでほしいと願っています。

〈倫理的配慮〉

ここで紹介した事例は、本章の趣旨を理解していただき、個人が特定されないことに細心の注意を払うことを条件に掲載の許諾をいただいたものです。なお、各事例は、趣旨を損なわない範囲で若干の修正を加えています。

文献

Groce,N.E.（1988）. *Everyone Here Spoke Sign Language: Hereditary Deafness on Martha's Vineyard.* Harvard University Press.（佐野正信（訳）（1991）．みんなが手話で話した島．築地書館）．

山本智子（2016）．発達障害がある人のナラティヴを聴く「あなた」の物語から学ぶ私たちのあり方．ミネルヴァ書房．

第10章

身体とつなぐ　仲間とつなぐ
――自閉スペクトラム当事者の視点から

綾屋紗月

❶ はじめに

私は自閉スペクトラムの当事者です。主に、仲間と共に自分自身のことを研究する「当事者研究」の実践と、その学術的研究に取り組んでいます。

二〇一九年の冬、本書の編者からご連絡をいただきました。その内容は、〝発達障害支援のテキストを出版することになったが、支援者側の執筆者ばかりで当事者側の視点が抜け落ちている。本書で提起されている言説や支援のあり方が、真の意味で当事者を支え、「共に育ち合う」ことを目指すものとなっているか、率直な意見を述べてほしい〟といったものでした。本書は支援者と被支援者の関係性について着目していますが、各章で支援者からまなざされていた当事者が、最後に支援者をまなざし返すという形で、書籍の内容だけでなく構成としても関係性を問うスタイルを実現しようとする本書の志に賛同した私は、ご依頼をお受けすることにしました。

そこで本章では、第一章から第九章までの支援の実践者たちが述べた内容に対して、「重要な態度として合意できる点」、「誤解されやすい表現なので補足したい点」、「記述されていなかったので追記したい点」という三つの観点からコメントしていこうと思います。もっとも、私は発達障害者の意見を代表できるわけではありませんので、ある当事者の一個人の意見として述べてまいりたいと思います。

② 本書の重要な点を再確認する

ではまず、本書の重要な態度として私が合意できる点を三つ、再確認していこうと思います。その三点とは、①「障害の社会モデル」から出発している点、②本人の主体性を尊重しようとしている点、そして、③診断名や障害特性で評価・判断する態度を批判している点です。

■「障害の社会モデル」から出発する

まず本書では、「障害の社会モデル（以下、社会モデル）」を出発点としています。これは大変心強いことです。社会モデルとは、一九七〇年代のイギリスで活躍していたThe Union of the Physically Impaired Against Segregation（UPIAS：隔離に反対する身体障害者連盟）という身体障害者の団体が提唱した考え方から始まっています。社会モデルでは、「障害は個人的な異常であり、医療によって治す対象である」とする従来の考え方（「障害の個人モデル（以下、個人モデル）」）を逆転させ、「障害を生み出しているのは、少数派一人一人が持つ身体的特徴に対する配慮がない多数派の社会なので、社会環境としての建物・交通機関・法律などを変革する必要がある」と捉える方向へと、枠組みを移行させてきました。

しかし残念なことに、自閉スペクトラム症の診断基準には、この社会モデルが反映されていません。自閉スペクトラム症は、国際的な診断基準であるＤＳＭ－５によって、①さまざまな文脈を超えて、全般的な発達の遅れでは説明のつかない、社会的コミュニケーションと社会的相互作用における持続的な欠損（persistent deficits in social communication and social interaction across multiple contexts）があり、②行動、興味、活動の限局的かつ反復的なパターン（restricted, repetitive patterns of behavior, interests, or activities）が認められる、という二つの特徴で定義されています（APA, 2013）。つまり、個人の特徴を記述するはずの医学的診断において、他者とのコミュニケーション上の障害を中核的な特徴として定義しており、その結果、多数派と少数派との「間」に起きるすれちがいであるはずのコミュニケーション障害が、あたかも、少数派個人の「中」にある変わらない特徴であるかのような誤解を与えかねないものとなっているのです。

そのような社会状況の中、本書では、〝支援というけれど、それは少数派である彼らにとっての当たり前の権利の保障に過ぎない〟（第五章）と指摘しており、身体障害だけでなく発達障害の支援においても、多数派が構築した文化の中で少数派が置かれている不平等を前提とした、社会モデルで捉えていくことを念頭に置いています。また、被支援者に「コミュニケーション障害」を押しつけるのではなく、支援者の言動が被支援者に影響を与えていることを前提としています。これは本書における、とても重要な出発点です。世の中にはまだまだ発達障害について個人モデルで考える支援者が多く、また残念ながら、多数派に囲まれて生きてきた発達障害を抱える本人たちの多くも、身体障害者の先輩たちが切り拓いてきた理念を知らず、多数派の社会の中で個人モデルを刷り込まれ、多数派に合わせなければならないと考えてしまいがちです。最も基本となる理念レベルで個人モデルか社会モデルかというはじめの一歩が異なってしまうと、それが大きな分かれ道となり、何を「正しい」と考えるのかにも影響します。その意味でも、社会モデルを踏まえている支援者によって書かれた本書は画期的であると言えるでしょう。

第五章に、〝療育は、「できないことをできるようにする」ことではなく、その子どもの生きようとしている力を大切にすること、生きざまを支えていくこと〟とあるように、障害の有無にかかわらず、人は邪魔さえしなければ、その子が育つべき姿へとまっすぐ育つのだろうと私も感じています。しかし社会的に少数派の身体の持ち主として生まれた場合、多数派社会における「正しさ」へと導かれることは、子どものまっすぐな育ちの邪魔（＝社会側が押しつけてくる障害）になる度合いが高まります。いかにその邪魔を取り除くかが、社会モデルで考えた場合の、支援者の重要な役割の一つだと私は考えています。

■本人の主体性の尊重

この社会モデルを前提としたうえで本書では、障害を持った本人を主体とし、尊重していく態度の重要性を、ほとんどの専門家が具体的な振る舞いとして把握していることに、頼もしさを感じました。「本人の主体性の尊重」という言葉はよく見かけますし、基本的過ぎて「何を当たり前なことを」と思うかもしれませんが、具体的な場面で一貫して筋を通し続けることはなかなか難しいことです。〝計画相談をするときに、同行している当事者に説明するのではなく、担当者同士、あるいは親が一緒だと親に説明をする事業所はアウト。基本的に当事者は何もわかっていないと思っている。結局、計画を立てるのは職員だと思っているので、そういったことが起きる〟（第九章）という指摘にもある通り、私もこれまで、被支援者である私がそこにいるにもかかわらず、私には発言の順番が回ってくることなく代弁されて話が進み、悔しい思いをしたことが少なからずありました。また残念ながら、立ちはだかる既存の権力や制度を目の前にしたとき、支援者の利害を優先したり、支援者が被支援者の主体性を守り切れずに放棄したりすることも珍しくありません。支援者が本人主体を貫くためには、あるときは「本人のわがままではないか」と思うところをグッと飲み込んで、見守る忍耐力が必要になります。また、社会モデルにおける本人主体の支援とは、個人を変えることではなく、個人を取り囲み、障害となっている社会を変えることですから、あるときは本人の意向を通すために、施設の上司に物申し、行政や教育委員会に掛け合い、親を説得するなど、支援者よりも大きなものと戦う覚悟や知恵、ネットワークなどが必要になるのです。

「私が私のままで、監視されたり矯正されたりすることなく、自らの可能性に導かれながらまっすぐ生きていくことができる」と信じられる環境に置かれること、そしてそれを実感できることが、少数派の身体を持った私たちが生きのびていく大きな支えになることは言うまでもありません。これに関して第七章では、ナオトくんの苦手な活動に支援者が〝取り組ませよう〟としている間は、ナオトくんは〝主体的に〟動けなかったけれど、支援者が〝一緒に課題に挑戦しよう〟

と働きかけたことで、ナオトくんが動き出した事例を紹介しています。そしてその事例から、支援者が〝**子どもの今の姿をそのまま受け止めること**〟と、具体的な〝**よりよい姿を求めること**〟は相反することではなく両立するのだと帰結しています。しかし、私は当事者の立場から別の解釈を提示したいと思います。というのも、ここで述べられている〝子どもの今の姿をそのまま受け止めること〟と、〝よりよい姿を求めること〟は、どちらもナオトくんに対する「評価的なまなざし」という点で同じなので、両立して当然だと私には思われるのです。では〝一緒に課題に挑戦しよう〟という声かけで生じた重要な変化は何かというと、支援者のまなざす対象がナオトくんではなくなったこと、そして、〝**共に痛みを味わいながら歩を進める伴走者**〟となった支援者が、被支援者と一緒に課題をまなざす「共同的な立場」へと移行したことだと私は感じました。ナオトくんは裁かれる目線から解放されることで、自ら「主体的に」、動いてもいいと思えるようになったのではないでしょうか。

第九章では、支援者が被支援者と共に歩む「伴走」的支援からさらに一歩退き、〝**後からついていく支援を心がけている**〟こと、また、支援者には被支援者の〝**人生を設計し、レールに乗せる力はないけれど、エンパワメントする力はある**〟と考えていることを述べています。これも心強い言葉です。「転んで痛い思いをしないように」と先回りしない支援、本人が経験するはずの苦労を奪わない支援、失敗しても見捨てない支援、見捨てるどころか「いい苦労をしたね！　で、次はどうしていく?」とワクワクしてくれる支援が身近にあることが、被支援者の生きやすさにつながるのではないかと私は思います。

診断名や障害特性で評価・判断しない

本書の頼もしいところの三つ目は、〝特性とされるところばかりに目を向けていては、発達障碍自体の理解は深まったとしても、その特性を持って生活し、生きていこうとする、その人の心性に対する理解がなかなか進んでいかない〟（第二章）、〝特性から子どもを見ることは、その子のありのままの思いを見落とし、行為を障がいゆえの行為と捉えてしまう〟（第四章）、〝「自閉の子」とひとくくりにするのは彼らへの無理解以外の何物でもない〟（第五章）というように、子ども一人一人の性格、人生、置かれている環境などに着目せずに診断名や特性で決めつけることを批判している点、また、〝子どもが先にいるのであって、「支援法」が先にあるわけではありません〟（第五章）と、支援法やプログラムありきで支援することを批判している点です。

例えば第二章では、保健所で実施される三歳児健診における、発達や障害という観点に偏った支援者の「見立て」を批判し、第五章では、療育の場で生じた子どもたちの数々の怒りを、〝彼らの怒りは常に正当なもの〟だったと振り返り、〝その怒りに真摯に向き合って〟きたこと、〝自閉症の子どものパニック〟と称して子どもの特性に原因を押しつけたり、支援者は無関係だと責任逃れをしたりしなかったことを述べています。これらもとても心強いことです。

子どもが泣きわめいている現象だけを切り取って、それを、障害を持った個人の症状として扱うことはとても楽なことです。なぜなら支援者側に責任が発生しないので、支援者が反省、謝罪、改善などをせずに済むからです。加えて先ほども述べたように、自閉スペクトラム症の診断基準に用いられている「社会的コミュニケーションと社会的相互作用における持続的な欠損」という概念は特に、すれ違いの問題を本人に押しつけ、支援者側の責任を問わないことを可能にします。支援以前に、人と人との関係においては、常に「私（支援者）にも原因があるかもしれない」と考えるものであり、支援職であればさらに、前後に何が起きていたのか文脈を把握し、本人の立場を無視しないように、気を張り続けるエネルギーが必要でしょう。その責任を負う覚悟が支援職には欠かせないだろうと私は考えます。第三章にもあるように、アセスメントをするならば、被支援者と支援者の〝関係のあり方を課題として捉え直す〟ためのものであってほしいと思います。

支援者が診断名や障害特性で評価・判断しているかどうかは、一瞬にして被支援者にバレていると思っていただいてよいだろうと思います。支援される側は弱い立場ですから自分の身を守らねばなりませんので、恐らくかなり身体的なレベルで、乳幼児であっても、見破っているのではないかと感じています。例えば私の場合は、物心ついた頃から現在に至るまで、支援者が自分を人として見ていないこと、親切なようでいて偏見のまなざししか注いでいないこと、間違った存在とみなして矯正しようとしていることなど、少しでもそうした評価的態度、蔑視感情、見下した視点などがあれば、支援者のまなざしや態勢から、私が気づくよりも先に私の身体が察知しているように思います。私の身体はすぐさま緊張・委縮し、思考や運動のレベルも虚無感と共にみるみる低下していきます。まるで相手のイメージ通りに振舞ってやり過ごそうとしているかのようです。その状態を私は「あの支援者がくると障害が重くなる」と表現しています。

障害を持った本人にとって、障害とされる特性は自分の身体のすべてではありませんし、人生のすべてでもありません。数ある部品の一つでしかないのです。しかし、その部品が多数派の社会と合わないため、あるときはその部品が周囲から見えないことによって名前がついていない苦労を抱え、逆にあるときは目立って特別な名前がつき、それがすべてであるかのように扱われる苦労が発生します。一方、同じ障害名を持った少数派の人たちが集まっている場につながることができると、いかに一人一人の性格や置かれている環境が異なっているか、特性とされる部分以外の違いが大きいものであるかがよくわかります（そもそも同じ特性だとされる部分すら「違うのではないか」としばしば疑念を抱きます）。仲間の中に入って情報交換し、比較できて初めて、実は特性自体の問題はそれほど大きいわけではなく、育ってきた家庭環境や、現在置かれている学校・職場環境に恵まれていないことに気づかされる、ということはよくあるのです。このように「診断名や障害特性で評価・判断しない」という観点は、支援者だけでなく少数派の特性を持つ人々にとっても大切なことだと私は感じています。

3 誤解されやすい点を整理する

では次に、心意気も実践も素晴らしいのに、誤解を招く表現や矛盾した言葉が用いられているのでもったいないなと感じた点や、支援者にとっては些末なことでも当事者の観点からはどうしても譲れない生命線であると感じた点について述べていこうと思います。

「困り感の所在＝支援の宛先」を正確にする

まず本書では、本人の主体を尊重しようとしているにもかかわらず、時々誰のための支援をしようとしているのかわからなくなる箇所がありました。例えば第二章では、〝発達障碍の本人（当事者）や家族など身近な周囲に（中略）困難感がない〟ため、本人も家族も〝アセスメントを受けること自体に疑問を感じてしまう〟状態であるにもかかわらず、〝発達障碍のアセスメントや診断を受けることが、本人や家族にとってどのような意味や価値があるのかを伝えていくこと〟を重視し、〝骨が折れる〟思いをしながら彼らをアセスメントに導こうとしている記述があります。しかし、本人も家族も困っていないならば、アセスメントや診断を受けることは、少なくとも本人のニーズではありません。誰も困っていないのならば、ある行動を逸脱だとみなし、それを問題化し、医療につなげるなど大きなお世話のはずです。それとも、ここには登場していませんが、本人と家族以外に、学校の先生や施設の職員など、困っている支援者がいるのでしょうか。その場合は支援者が問題を抱えている本人ですから、支援者をアセスメントし、支援していく必要があると考えていくべきでしょう。

第七章にも、〝大人のお手伝いを上手に受けられる子に育ってほしい〟という保護者のニーズに応えていなかったことを反省する場面があります。またそこでは、〝本人・保護者が主体〟という表現で、あたかも本人と保護者が一つの主体であるかのように捉えられています。しかし、身体障害者運動の歴史をたどりますと、本人と保護者のニーズというのは最も切り離して考えなければならない部分であることがわかります。ユウタくん自身が、何らかの理由があって自分で食べることを嫌がっていたり、他者に口に運ぶように依頼したりするのであれば、それはユウタくんのニーズですから周囲がそのニーズに沿って検討していく必要があるでしょう。しかし親のニーズに沿って、おとなしく口を「あーん」と開けるだけの受け身の人間に育てようとすることは、それこそ本人の主体性の育ちからかけ離れてしまうと私には思われます。

ここでも重要なのは、このニーズを抱えているのはユウタくんではなく、あくまでもユウタくんのお母さんなのだということです。そしてここで必要な支援は、ユウタくんのお母さんが、「個別のケアを要する二人の子どもたちを相手に一人で食べさせている」という重労働に対する介入です。まず考えられるのは、食事時にユウタくんと弟に一人ずつ介助者がつけられるようにするという「母親に対する支援」だろうと私は思います。

このように、最初に整理しておきたい重要な点は、「本人」と「家族」と「それ以外の人（支援者）」のニーズを丁寧に切り分けるということです。「本人のためを思って」などという誰かの言葉に惑わされてはいけません。また第三章において、本人の母親が〝家族との関係を調整〟していた可能性について述べているように、子どもの母親のニーズかと思ってよくよく話を聞いていったら、実は子どもの祖母（姑）のニーズだったということもあります。困っているのは誰なのかを明確にして交通整理をし、介入していく支援が不可欠であると私は感じています。

■本人のニーズを見出す支援へ

ここまで本人とそれ以外の人のニーズを明確に分離する重要性を述べました。しかし、次に戸惑うのは、「本人が言葉を話せない」、「言葉は話せるが本人がニーズを言語化できない」といったケースかもしれません。

「本人が言葉を話せない」というケースについては、もしかしたら支援者が言葉でのコミュニケーションにこだわりすぎているかもしれません。私たちは話せなくても泣いていやがる、頑として動かない、という形で拒絶を示しますし、心拍や呼吸が速くなる、手足の先が冷たくなる、手足の汗をかくなどの方法でも、人は不安を伝えます。逆に、笑っている、機嫌がよい、心拍・呼吸・体温・発汗の状態が安定しているなどが見受けられれば、その状態を継続してもよいと判断する助けになるでしょう。支援者は数多くのアンテナを立てて、本人が全身で発しているサイン、すなわちニーズを受け取っていく必要があるだろうと思います。

次に「言葉は話せるが本人がニーズを言語化できない」というケースについてですが、第一章では、本人が何らかの違和感を抱えているにもかかわらず、多数派社会に適応的であろうとするあまり、自分の困難やニーズを言語化して表現できない発達障害者の例を挙げ、そういう場合は**〝支援者が、社会に対して障碍のある人の困難やニーズを発信したり、制度や設備上の整備・配慮の必要性とその具体的方法を伝え〟**、社会側を変革するための働きかけをしていくことが重要だとしています。しかし、本人がニーズを把握できず言語化に至っていないのに、いわんや、本人ではない支援者が本人の代わりに正確なニーズを発信することができるとは、残念ながら思えません。また、社会運動を本人以外の人が肩代わりするという点も気になります。それだと本書が述べようとしている本人主体の原則からも外れてしまうからです。

本人が自分の困難やニーズを言語化できないとき、まず、本人が自分のニーズを判断できるぐらい「適切な質」で「十分な量」の情報を得ることができているのかが懸念されます。特に多数派に囲まれている少数派に不足しているのは、似た身体や経験を持っている仲間や先輩の情報です。多数派の情報ではお手本にならないので参考になりません。また、本人が自分のニーズを知るために「試しに行動してみる」ことが可能な環境は整っているでしょうか。

例えば私は中高時代、多数派の中にいる間は、「自分には多数派と同じように文字が見えていない」ということを知りませんでした。なぜこんなにアルファベットがちらつくのに、みんなは英語の単語が覚えられるんだろう、英語の文章を目で追うことができるんだろう、私は努力不足なのだろうか、と悩み、自分を責めるばかりでした。しかしそれから二十年後、多くの人は文字が読めないほどにはちらつかないこと、自分と似た見え方で困っている仲間は他にもいること、その人たちは字体、文字の大きさ、行間隔、紙の色などを調整することでちらつきを抑えていることを知りました。その情報をもとに私もあれこれ試してみた結果、短い時間ですがアルファベットの文字を目で追えるようになりました。そこでようやく、「私が英語の試験を受けるときには、字体をコミックサンズ、文字の大きさは十四ポイント、行間隔は一・五～二行、紙の色は薄茶色にしてください」という私オリジナルのニーズを、合理的配慮の要求として言語化し、試験の実施者に伝えることができるようになったのです。

少数派に比べて多数派の人々は、十分な情報と試行錯誤するチャンスを得た結果、自分のニーズを把握することが可能になっていると考えられます。少数派の人々が自らのニーズを把握する際にも、多数派と同様の条件を整えるための支援がまずは必要でしょう。そして本人がニーズを把握することができた後に、社会を変えるための発信をしたいので手伝ってほしいという依頼があれば、それを陰ながらサポートしていくことが、本人主体を前提とした社会運動の支援になるのだと私は思います。

また第八章では、大学入学前に、〝**自律的な生活習慣が身についていないこと**〟に対して〝**問題意識を持って自ら改善に向けて取り組む姿勢を身につけておく必要**〟があることを述べています。しかし高校生の時期に、先ほども述べたような、少数派の仲間同士による情報交換を、多数派の社会の中で十分に得られている人はなかなかいないでしょう。また、家族がサポートという名の尻拭いをしている間は問題が解決されてしまいますので、問題に直面する機会も、問題意識を持つことも、問題解決のための試行錯誤の場も奪われていると考えられます。こうした事態は発達障害者に限らず、多数派の学校に通う他の障害学生にも同様に生じている普遍的な現象です。

親元から離れ、自分一人で大学生活に向き合って痛い目にあうことで、初めて自分の困難を味わい、ニーズの発見へとつながります。大学入学以降も〝**実家から通えて家族のサポートが得られる**〟(第八章)状況下で、自分に対する問題意識を持てと促すことは、残念ながら矛盾していると思われます。生活面であれば、家族ではなく地域のヘルパー利用へとつなげ、本人が主体となって支援者を「使っていく」立場に切り替えていくことが、大学在学中に必要なことであり、卒業後も（就職できなければなおのこと）制度を使って自立した生活を営んでいくために必要な支援だと私は思います。

また、多数派の学生や親切な大人の支援者にだけ囲まれている状況も、少数派の学生にとっては情報不足の解消にはつながりません。大学在学中に似た特性を持った仲間同士のコミュニティを紹介し、少数派としての知恵を伝授される場へとつなげていくことも、自立生活のために欠かせない支援となるでしょう。

■支援者の無力を認める：支援者の「育ち」とは

第一章では、発達障害者とされる人々が多数派とは共有しにくい〝特異な身体感覚を持っている〟ために、〝間身体的・間主観的コミュニケーション〟の困難が引き起こされる可能性について述べられていました。少なくとも私はその例に当てはまり、その結果、〝私は私〟、〝私は私たち〟といった感覚はとても脆弱であり、「私は一体何者なのだろう」という問いを、三十歳を過ぎても抱えていました。その後、冒頭で述べた当事者研究に取り組むことで、自分自身のことを言語化できるようになっていきました。現在、仲間とつながってから十年以上が過ぎ、これまで数多くの発達障害者と出会ってきました。ところが、「この人は私の身体感覚との共通点がかなり多いかもしれない！」、「私以外にも私みたいな人がいた！」と感じたのは、まだ二人だけです。ほとんどの仲間とは、たとえ同じ診断名を持っていても、「この部分だけは似てるかもしれないなー」と限定的です。このことから、私はたくさんの仲間の情報を得ていくうちに仲間との部分的な共有を数多く積み重ねることで、少しずつ「自分のこの感覚も確かにあると認めていいのだ」と思える部分が増えていき、自分の輪郭が浮かび上がっていったのだろうと、自身の経験について解釈しています。

このような経験から私がお伝えしたいのは、たとえ多数派同士、または少数派同士であろうとも、人は他人の身体のことを完璧にわかることなどできない、ということです。多数派と少数派の関係であればなおさらです。第七章では支援者が〝被支援者としての当事者意識〟をもつことを重視し、〝当事者と共に過ごす中で当事者の思いを自分事として理解できるようになる〟と述べていますが、これは少し表現に工夫が必要だろうと思います。本人と共に過ごし、よく観察し、本人はどう考えているのかに思いを馳せ、当事者の立場から考える想像力と、多数派の基準を押しつけない謙虚さを養うという意味では、確かにそうであってほしいし、そうあるべきだと思います。しかし、しばしば支援者や家族の中には、「常に一緒にいる自分は、すべて本人のことをわかっている」と主張し、本人不在のところで本人の代わりにあれこれ決定してしまう、支配的な振る舞いをする人がいます。それを思うと、当事者以外の人が当事者意識を持つという表現は、当事者にとってとても恐ろしいことです。

私たちは決して相手のことを完璧にはわからない無力な存在だからこそ、思い込みや独りよがりにならないよう、自分の理解を疑いながら、相手をわかろうとし続ける必要があるのだと思います。永遠に相手をわかろうと努力し続けるが、決してたどり着かないという限界、すなわち支援者としての無力さを、支援者は認める必要があります。これは本人主体を守るために、支援者のわきまえとして心得るべき重要な点だと感じています。

そして、第四章に〝**わからなさをわかち合おう**〟とあったように、ぜひ支援者同士で被支援者に対するわからなさをわかち合っていただきたいと思います。身勝手な判断や自己憐憫に支援者が陥らないようにするためには、複数の視点による推測を持ち寄り、お互いに共有することが欠かせません。わからなさだけでなくイライラした気持ちやストレスなども、どうぞわかち合ってください。支援者が、わからなさ、不安、ストレスを一人で抱え込まず、その職場全体でオープンにして共有し、検討課題としていくことは、被支援者にとっても、一人の支援者による独善的または暴力的な支配からの回避につながるというメリットがあるのです。

また、わからなさを前提としたときの支援者の態度は、第六章にあったように、被支援者の言動を、〝**「そう考えるのか！」、「面白い考えだよね」、「どうして、そう考えるのだろうか？」などの捉え方をする**〟ことが望ましいだろうと私も考えています。もっとも私が仲間の話を聞くときには、大げさに振る舞うのが苦手なので、ワクワクする気持ちで本人の話に惹きつけられながら、前のめりになって相づちを打っているのではないかと思います。わからないからといって理解を諦めて無視したり思考停止したりするのではなく、驚きや関心と共に、潔く支援者側が自らの認識や固定観念を変化させていくことが肝心だと思います。それが、本書が伝えようとしている「育ち合う」の中身、すなわち被支援者の育ちだけではない、「支援者側の育ち」の部分なのではないでしょうか。

■権力勾配の自覚

本書が伝えたい大きなメッセージの一つは、支援者と被支援者が〝共に「育ち合う」ような相互的な関係〟(第一章)、〝「支援の前に人付き合いを」といった感覚〟(第六章)、〝専門的スキルを持つ者が一方的に支援者としての立場で存在し続けることはなく、常に教え・教えられる立場として支援者と被支援者は役割を交替させながら、互いに共生している〟、〝互いに力を合わせ共に社会で生活する仲間としての関係〟(第七章)という言葉が示しているとおり、人としての相互性、対等性という点であろうと思います。支援者が脅かされず、自分を変化させる必要もない安全地帯にとどまり続けるようでは、支援になりません。いつも被支援者からの刺激に影響され、人として揺さぶられ、変化し続ける覚悟を、本書では問うているのだと私は受け取りました。そのような態度が見失われがちな現状において、まずこのメッセージを強く伝えていかなければならないことは言うまでもないでしょう。しかし一方で、こうしたメッセージを履き違える支援者は存在し、「支援者と被支援者は対等なんだから、被支援者に対して遠慮する必要はない」と受け取って、被支援者に対してなれなれしく接したり、横暴に振る舞ったりと、「対等」という言葉をふりかざしながら、対等とは正反対の振る舞いになってしまう支援者たちがいることもまた事実です。これはとても厄介なことです。

このような支援者が生まれてしまうことを防ぐために、「相互性・対等性」と並ぶもう一つの柱として、追加して心に刻んでいただきたいのが「権力性」という考え方です。どんなに対等であろうとしても、親として、施設職員として、相談員として、教員として、医師として「育てる・支援する」という「社会的役割」を引き受けている以上、本人がどう思っているかにかかわらず、支援者という「立場」には権力が発生しており、圧倒的なパワーをまとっているということです。「育ち合う」、「人付き合い」、「教え・教えられる」、「互いに共生」など、どんなに対等なつもりの言葉を選んでみても、そこには『構造的に』権力がプラスされるので、権力のない被支援者側はなお、圧力として感じたり、上から目線でさばかれたと受け取ったりすることを忘れてはならないでしょう。そう受け取ることは決して、被支援者側の被害妄想ではありません。支援者側は自分の言動にプラスされる権力に無自覚であってはならないのです。

つまり、どんなにがんばっても、「支援者—被支援者」という「関係」で「私」と「あなた」が接している以上、残念ながら両者が対等な「仲間」になることはできません。そこには常に権力の差があることを見落としてはならないのです。多数派側に属する者として、また、評価を下す支援者側としての権力と責任を、支援者は自覚し続ける必要があります。「人として蔑視しない対等性を意識し続けること」と「構造的に付与された自らの権力を自覚し責任を果たし続けること」という両者に配慮することが、権力をふりかざす横暴な支援者にならないために必要なのではないかと私は思います。

④ 新しいことを本書に追加する

最後に、本書では記述されていなかったので追記したい点について述べたいと思います。それは既にちらほらと述べましたが、多数派に包囲された状況にある少数派の被支援者を、本人と似た特性を持っている（と思われる）少数派同士が集まるコミュニティへとつなげる支援です。

■仲間とつなげる支援

「少数派同士が集まるコミュニティにつなげる」必要があるというからには、多数派が通う地域の公立校に通わせるのではなく、特別支援学校や特別支援学級に通わせたほうがよいということ？と疑問に思われたかもしれませんが、私がお伝えしたいのはそういう話ではありません。しかし話を整理するために念のため少し述べておきますと、少数派の特性をもった子どもの学校選びにおいては、現在、一般的な地域の公立校、特別支援学校、特別支援学級と、主に三つの選択肢があります（国立や私立の学校もありますが、ここでは省略します）。しかし、そういった学校の種類で学校を選ぶことはできないというのが現状だと感じてきました。地域の公立校であれば、一クラスに特別な配慮が必要な子どもが複数いるのに一人の教師しか配置されず学級崩壊になることもありますし、特別支援教育に関する特別な知識がなくても直観的に、障害の有無に関係なく、子どもたち一人一人の特性に合わせて対応できる教師のおかげで、子どもたち同士も思いやりを持って過ごせていることもあります。また特別支援学校であれば、特別支援学校の教師を目指してきた前向きな教師もいれば、公立校でうまくいかなくて特別支援学校に回されてきたり、たまたま特別支援学校に配属されてしまったりして、特別支援教育について全く想像したことのない教師が渋々業務にあたっていることもあります。また、特別支援学校だからこそ、公立校では受けられない、一人一人の個性を大切にした教育が受けられるのだろうと思いきや、「この子たちは普通の子たちより劣るのだから、この学校で普通の子たち以上にがんばって、追いつかなければならない」と入学説明会で堂々と唱え、保護者たちをざわつかせることもあります。このように、どの学校がいい、とは一概には言えず、今年一年直接関わる担任教師と任期中の校長の力量や信念に大きく左右されてしまうのが実態だと言えるでしょう。

そうした学校教育の事情をおさえつつ、しかし話を戻しますと、ここで述べたいのは学校や教員の良し悪しという枠に限定された話ではなく、もし、素晴らしい先生とクラスに恵まれたとしても生じる、多数派集団に囲まれて少数派が過ごすという経験についてです。

第四章では多数派の子どもたちと少数派の子どもたちが、同じクラスで育つとき、〝**お互いが支え合い育て育てられている**〟、〝**子どもたち同士が折り合いをつけていく**〟と述べられていました。確かに多数派の子どもたちにとって少数派の子どもたちと共に過ごす環境というのは、なくてはならない、あるべき姿だと思います。現実社会にはさまざまな少数派の人間が存在しているのに、少数派の子どもたちが多数派から隔離され、多数派の子どもたちの回りに存在しない教育環境に置かれてしまうと、その後、社会の中のどこかで出会ったときに無知による警戒心から、差別・排除の方向へと進む可能性が高くなってしまいます。日常生活の中で多数派と少数派が共に当たり前に過ごす経験の中で、「授業中は歩き回っていたけれど、給食は一緒に食べたな」といった具体的な〇〇くんとの生活の記憶を持つことが、私たちには必要です。その経験がなければ、将来、「少数派の人たちが特別に支援されてずるいわけではなく、多数派向けにつくられた環境を一方的に享受している多数派の自分たちがずるいのだ」という形で社会モデルを理解することも難しくなるでしょう。

しかし「多数派集団の中に少数派がいる」という状況において、多数派の子どもたちと少数派の子どもたちの置かれている立場が、果たしてお互いさまと言えるほど対等なのかというと、そうは言い切れないと考えています。なぜならそこには、先ほども取り上げた、第一章で述べられている〝**間身体的・間主観的コミュニケーション**〟の不足があるからです。

多数派の中で生きる少数派の目の前にあるお手本は、多数派の常識やルールの中で適応的に振舞う「多数派の身体を持った人々」です。もちろん少数派であろうとも、私たちは誰もが多くの時間を多数派の社会の中で生きていくので、その姿を知っておくことは、それはそれで必要なことです。しかしそのときに、少数派の人々が多数派の人々と違うのは、そのお手本は少数派の身体に適したものではないので、お手本通りに振る舞おうと努力するほど過剰適応や不適応が生じやすくなるという点です。

そこで大切なのが、少数派の人々は、「自分と似た身体特性を持った少数派の仲間との社会」と「多数派の社会」という、二つの社会を持つ必要がある、ということです。似た身体感覚や経験を持つ者同士が集まる中で、初めて自分を表す言葉を知り、感覚を承認され、自分がつくられていくことは既に述べました。それだけはありません。少数派の社会の中では、そのような身体を持った仲間たちがどのように多数派社会で生きていくのかという知恵を情報交換する機会も得られるでしょう。少数派同士が集まることによって生まれる、少数派の特性に合わせた言葉、振る舞いのルール、物理的環境なども獲得する可能性に拓かれるのです。

私の場合、似た身体特性を持った仲間とのわかち合いの中で、自分がより生きやすい、多数派社会とは異なる新たな振る舞いや環境を手にすることで、多数派に合わせる「普通のフリ」という選択肢しかなかった息苦しく疲弊した状態から解放され、多数派の社会に対してさまざまな意味で距離を置くことができるようになりました。そして不思議なことに、多数派の社会とは異なる新たな選択肢を得たことによって、「短時間だけなら多数派社会の文化に合わせて『普通のフリ』をしてやってもいいか」という余裕を持てるようになり、あんなに苦痛だった「普通のフリ」に対する負担が激減したのです。

まとめますと、多数派の社会の中で、多数派に属する支援者やクラスメイトたちが、どんなに「それがあなたの個性だよね」と親切に受け入れてくれたとしても、自分自身で自分のことがわからなければ、生きづらいままだということです。そして、自分自身のことを把握できるようになるためには、似た身体をもった少数派同士でのわかち合いが不可欠なのです。

なお、少数派の人々に仲間を紹介すると言っても、治療を目的として支援者が集団療法で少数派を集めるような場のことではありません。支援者が入り込んでいない（＝保護的・監視的な支配をしていない）当事者だけのコミュニティであることが何よりも大切です。もっとも当事者同士の関係というのは決してユートピアではありませんし、支配の危険性がないわけでもありません。当事者グループ運営における安全性は常に突き付けられる重要な課題の一つです。それでも、多数派の中では良くも悪くも特別扱いされることで奪われてきた、対等な立場での問題やトラブルを、ようやく私たちは少数派同士の仲間の中で経験することができ、人間関係における対等なコミュニケーションを学ぶ可能性にひらかれ始めるのだと私は実感しています。

もし、それまで従順だった被支援者が、仲間と出会うことで支援者に逆らうようになったとしたら、それはようやく少数派としての「私」が立ち上がってきている兆しかもしれません。「私たち」だと思える少数派の仲間からの知恵を得て、「私」が新たなニーズを発見・要求していくとき、支援者もそれまでの関わり方を見直し、新しい支援に向けて動き出せることが理想的なのではないかと思います。

5 おわりに

私は支援者として働いているわけではありませんが、自助グループの主催者として、支援的な立場で発達障害の仲間と接する機会が多いです。そのため、主催者としての自分が持つ権力について自覚的であるつもりですが、それでもなお、仲間から指摘され、「失敗した！」と後悔することも少なからず経験してきました。本章で述べたことのほとんどは、そんなときに身体障害者運動の系譜を持つ脳性麻痺の先輩たちや、自助グループの系譜を持つ依存症の先輩たちに教わってきた、当事者同士の支援における知恵です。

発達障害と診断される人々は増大し、当事者が集まる場も増えていますが、多数派による既存の社会とは異なる少数派としての新たな価値観や文化を仲間同士で生み出す力や、これまでの当事者活動を担ってきた少数派の先輩たちが切り拓いてきた理念や知恵を受け継ぎ、次の世代に伝えていく力を持った発達障害者コミュニティが育つには、もう少し時間を要するでしょう。当事者の一人として、発達障害の新しい仲間の受け皿となるようなコミュニティづくりを今後の課題として、引き続き取り組んでいきたいと思います。

文献

APA（American Psychiatric Association）.（2013）. *Diagnostic and Statistical Manual of Mental Disorders, 5th ed.* Amer Psychiatric Pub Inc.

あとがき

冒頭にも記した通り、本書は、発達障碍のある人を一方向的な「支援」の対象としてではなく、「私」と同様、固有の人生を歩む「あなた」として見つめ、向き合っていこうという姿勢のもとで編まれました。支援をする側の独善的な議論に陥らないために、最後の第十章では発達障碍当事者の綾屋紗月さんに、当事者の視点から本書の議論を検討してもらっています。困っているのは誰なのかを明確にすること（本人のニーズと家族や支援者のニーズを混同しないこと）、本人が自分でニーズを把握し発信できるよう、十分な情報や仲間とのつながりを保障すること、「支援」や「子育て」という枠組みに孕まれている権力勾配を自覚し、支援者の無力を認めることなど、そこでなされている指摘はいずれも非常に重要なものであり、支援する側は常にこれらを念頭に置いておく必要があると言えます。

ただし、支援の現場の実際はもう少し複雑な側面があります。発達障碍と思われる子どもを抱えている家族にも子ども本人にも、現在のところ意識的な「困り感」がないけれども、このままの生活を続けていくとより大きな困難が生じてくるだろうことが見えているケースや、本人はニーズをうまく言語化できないものの、普段から関わっている者から見ると本人の苦手な状況が想像できるので、そのような状況がなるべく生じないよう周囲への配慮を要請していくべきケースなどは多くあります。誰も困っていないのであれば支援は大きなお世話に過ぎない、むしろ本人が困った問題に直面する経験を通じて、自らのニーズを自覚していくことが重要だというのは確かに一つの考え方ですが、そこには同時に本人がいざその問題に直面したとき、圧倒されたり押しつぶされたりすることなく、何とかその問題を乗り越えるべく生活をしていけるだろうという見通し（見立て）も必要だと思われます。逆に、そのような見通しが得られない場合は、今後生じ得る困難を本人や家族に伝え、共に対策を考えたり、必要な生活習慣が身に付けられるよう一緒に工夫をしたりするなどして、本人が後々直面する困難の大きさが対処可能な程度のものになるよう働きかけていくことは、やはり必要ではないかと考えられます。それは、子育ての最終目標が「一人の自立した人間」へと子どもを育てていくことであっても、いきなり乳幼児に「自分のことはすべて自分でやりなさい」などと言わないのに似ています。発達障碍の当事者が自己理解をし、自らのニーズをきちんと発信できるようになるよう援助していくこと、そのために同じ人間主体として当事者と向き合い、「あなた」の思いを大切にしつつ、「私」の思いを伝え返していくこと（そうした関わりを通じて共に育ち合っていくこと）が支援者には求められるのです。

もちろん、それがパターナリズムや支援者側の独善に陥る危険性は常にはらまれています。そのことに注意を払いつつ、「支援」や「子育て」という枠組みにはらまれている権力勾配を絶えず自覚しながら、その権力を濫用するのではなくその構造そのものを内側から打ち壊していこうとするところに、本当の意味での支援や子育てを実現していくための鍵があるのかもしれません。

二〇二〇年九月　大倉得史

■な行

■は行

■ま行

■や行

■ら行

■わ行

■た行

■さ行

索　引

欧文

和文

■あ行

■か行

編者プロフィール

大倉　得史（おおくら とくし）
京都大学人間・環境学研究科 教授

東京都江東区出身。

1998年京都大学総合人間学部卒業、2003年京都大学大学院人間・環境学研究科博士後期課程修了、博士号（人間・環境学）取得。精神科デイケアや大学学生相談室で経験を積み、現在は京都市こどもみらい館の研究アドバイザーや川西市子どもの人権オンブズパーソンなどを務める。

酒とバイク・ツーリング、秋のタチウオ釣りなどが好き。現在は息子の影響で将棋にもはまっている。

勝浦　眞仁（かつうら まひと）
桜花学園大学保育学部保育学科 准教授

広島県広島市出身。

2004年京都大学総合人間学部卒業、2011年京都大学大学院人間・環境学研究科博士後期単位取得満期退学、2014年博士号（人間・環境学）取得。

保育や教育のフィールドで、先生方や子どもたちからいろいろと教えてもらう日々を過ごす。名古屋市の特別支援教育の専門家チームや特別支援学校アドバイザーなどを務める。

３歳の娘と１歳の息子の子育てに追われる毎日だが、引っ越してきた岐阜の名所や温泉を巡るのを楽しみにしている。いつか、家族と一緒にマツダスタジアムで広島カープを応援することを夢見ている。

心理師、関係者、当事者のための実践テキスト
発達障碍のある人と共に育ち合う
「あなた」と「私」の生涯発達と当事者の視点

2020年11月16日　第1版第1刷 ©

編　者　大倉得史　OOKURA, Tokushi
　　　　勝浦眞仁　KATSUURA, Mahito
発行者　宇山閑文
発行所　株式会社金芳堂
　　　　〒606-8425　京都市左京区鹿ヶ谷西寺ノ前町34番地
　　　　振替　01030-1-15605
　　　　電話　075-751-1111(代)
　　　　https://www.kinpodo-pub.co.jp/
装　丁　HON DESIGN
組　版　上島美紀
印刷・製本　モリモト印刷株式会社

落丁・乱丁本は直接小社へお送りください．お取替え致します．

Printed in Japan
ISBN978-4-7653-1846-4